JN125069

疫学・健康統計学

緒方 裕光 編著

清原 康介
小西 香苗
飯坂 真司 共著

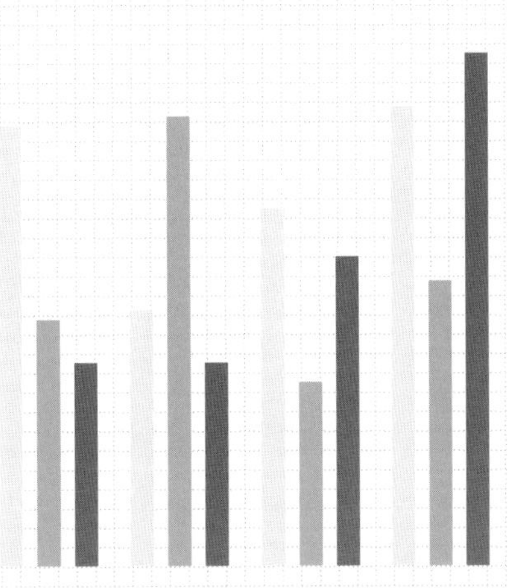

建帛社
KENPAKUSHA

まえがき

わが国の高齢化率（65歳以上人口の総人口に占める割合）は現在のところ世界１位であり，平均寿命も世界のトップクラスにある。これに伴い，健康寿命の延伸を目指して人びとの健康増進への関心は年々高くなってきている。もちろん，高齢者の問題に限らず生活習慣病や感染症の予防は依然として解決すべき健康課題として私たちの前に立ちはだかっている。一方，世界に目を向ければ，地球規模の環境問題や新興・再興感染症の流行など，一国だけでは解決のできない問題も存在している。これらの健康問題に対処する科学的アプローチの１つが公衆衛生学であり，その主な目的は人間集団における健康増進と疾病予防にある。世界中に住む多くの人間が健康な生活を望む限りは，公衆衛生学の重要性は今後もますます大きくなっていくであろう。

公衆衛生学は，健康にかかわる幅広い分野を包括する知識・技術・理論などの学問体系であり科学である。これを実際の社会の問題解決に適用していく実践的活動は公衆衛生活動あるいは保健活動などとよばれる。これらの活動は，医療従事者，管理栄養士・栄養士，保健師などの保健分野の専門家，関係する行政機関や企業，民間組織，地域の住民など，多くの人びとによって支えられている。これらの活動はすべて合理的な根拠に基づいていることが求められており，その科学的根拠として疫学研究が中心的役割を果たしている。疫学は人間集団を直接的に観察する学問であり，これによって公衆衛生上有用な知見が数多く得られている。さらに，現代の疫学の貢献は公衆衛生学の分野だけにとどまらず，他の多くの分野で疫学的アプローチや方法論の応用が試みられている。

この疫学研究の重要な道具となるのが統計学的手法である。もちろん，疫学は，単に統計学の医学への応用ではなく，生物学や論理学なども含めた大きな科学分野の１つである。一方で，統計学そのものも学問体系として進化し続けており，統計学の進歩が疫学研究の方法論に与えた影響も非常に大きい。すなわち，疫学と統計学は切り離せない密接な関係にあるといえる。本書では，特に保健や健康分野で扱われる統計学を「健康統計学」とよぶことにする。人間集団における健康に関する現象は非常に複雑であり，かつあいまいで不確実な要素が無数に存在する。疫学と健康統計学は，このような漠然とした現象に対して，できる限り科学的な視点をもってデータを収集し，定量的な解析によって規則性や因果関係などを明らかにしようとする学問である。

本書は，疫学や健康統計学を実際の活動で用いる管理栄養士・栄養士や保健分野の専門家，あるいはそのような専門家を目指す大学生，その他の関連する現場で活動している社会人を対象に，疫学の理論や方法論，さらに疫学で用いられる健康統計学の基本的な知識，技術を解説した入門書である。全体を通じて，実際に得られるデータあるいはそれに近い形の解析例を多く取り上げ，読者の理解が深まるように工夫した。

本書は，第Ⅰ部「疫学の基礎」（第１章～第５章）と第Ⅱ部「統計学の基礎」（第６章～第10章）の２部で構成されている。第Ⅰ部では疫学の基本的考え方や方法などについて述べる。第１章では疫学の概念や目的について概観し，全体像を把握できるようにした。第１章で概観した内容はその後の各章で詳しく述べる。第２章では，疫学において重要な課題の１つである因果関係の推論の基本について解説する。第３章では，疫学で用いるさまざまな指標の定義や使い方，さらに曝露効果やスクリーニングについて述べる。第４章では，疫学研究の具体的な方法について述べる。この疫学研究の方法は，疫学の考え方の基本となるものである。第５章では，疫学の応用として，疫学と保健政策との結びつきについてエビデンスや倫理の観点から述べる。第Ⅱ部では，疫学に必要な統計学の基礎と方法，すなわち健康統計学について解説する。第６章では，記述統計の基礎となるデータの種類とデータの要約の方法について述べる。第７章では，推測統計の理解にとって必要不可欠な標本と母集団との関係を取り上げる。第８章では，統計的推定について，第９章では，統計的仮説検定について述べる。統計的推定と統計的仮説検定はいずれも推測統計における重要かつ中心的テーマである。さらに，第10章では，変数間の関連をみつけるために多くの疫学研究で応用されている相関と回帰について述べる。

現在の科学の世界では，それぞれの分野が高度に進化し，専門分野も細分化されている。しかし，特定の共通テーマに関していえば，方法論，技術，考え方などあらゆる側面から複数の学問をつなげることができる。人間集団の健康に関連する要因は，食生活，運動習慣，環境要因，社会経済的要因，心理的要因など非常に多岐にわたる。いいかえれば，健康科学を中心に考えるならば，疫学と健康統計学はどのような分野とも関連をもつことができる。そして，そこから得られるさまざまな知見は，公衆衛生活動の重要な科学的根拠となりうる。本書を通じて，多くの読者がこのような健康科学の基礎となる疫学と健康統計学に関して理解を深め，実践に活用できるようになることを期待している。

2021年３月

編著者　緒 方 裕 光

目　　次

第3章　指　　標

第4章　疫学研究の方法

第5章　エビデンスに基づいた保健対策

第Ⅱ部　統計学の基礎

第６章　データの種類とデータの要約

第7章　標本と母集団

第8章　統計的推定

第9章　統計的仮説検定

第10章　相関と回帰

序章　疫学と健康統計学

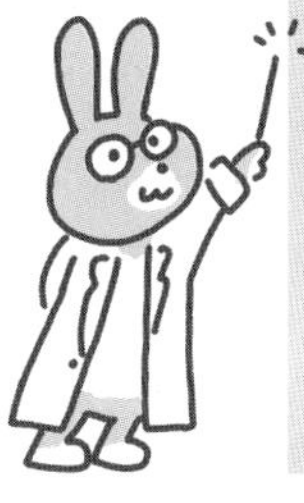

疫学は公衆衛生学の科学的根拠となるものである。観察対象は人間集団であり，健康にかかわる定量的データを収集し，統計学的な解析によって健康現象の要因に関する結論を導き出す。

疫学におけるデータの収集・解析・解釈において，統計学は必要不可欠な学問体系である。特に疫学で必要とされる統計学を本書では「健康統計学」とよぶ。

疫学において健康統計学を用いることによって，標本調査の結果に基づく合理的な推論が可能になる。また，統計学的仮説検定によって，得られた結果に有意な差があるかどうかの判断ができる。さらに，多変量解析などを使うことによって，交絡因子の制御や交互作用の評価などが可能となる。

上記のような疫学と健康統計学との関係について，本論に先立ち「序章」として全体像を把握する。

人間の健康にかかわる問題は，現実社会においてさまざまな形で存在している。これらの問題を疾患の診断・治療という方法で解決するのは当然ながら医学の大きな役割の1つである。一方で，そもそも疾患にかからないようにする予防という方法が存在している。この疾病予防は，主に公衆衛生学を基盤にして行われている。いずれの方法も，人間集団全体の中で疾患にかかっている人の割合を減らすためのアプローチである。そして，どちらの方法においても合理的な根拠，すなわち科学的根拠（エビデンス）が重要となる。

この科学的根拠には，さまざまなタイプの研究が存在している。例えば，研究対象でいえば，遺伝子レベル，分子・細胞レベル，組織・臓器レベル，個体レベル，集団レベルなどがあり，さまざまなレベルで研究が行われている。このうち，人間集団に関する直接的証拠は，臨床研究や疫学研究で得られる。人間集団を対象として行われる研究は広い意味ですべて疫学研究であるといってもよい。疫学では，人間集団を対象にして観察が行われ，そこから何らかの規則性を見出すことが主目的となる。したがって，対象者の個人個人の特性のすべてを観察することはできない。**疫学**では，その目的に応じて観察指標の数をある程度絞った上でデータを収集し，その分析においては数量的な取り扱いが中心となる。この数量的な取り扱いの基礎となるのが統計学である。**統計学**は，さまざまな分野で実用的な方法として用いられているが，特に人間集団の健康に関する問題解決のために用いられる統計学は，生物統計学，保健統計学などとよばれる。本書では，人間の健康問題を広く取り扱うことを意識して，「健康統計学」とよぶこととする。

1．疫学における統計学の必要性

疫学は，疾患頻度の分布や疾患発生の原因を調べるために非常に有力な学問であるが，その概念や手法は必ずしも単純ではない。疫学では人間集団のさまざまな現象を数量的に取り扱うことが中心的な課題となるため，観測された数値データの解析方法が確立している必要がある。このことが疫学において統計学が必要である本質的な理由である。すなわち，疫学の中心的概念の中には統計学の考え方が強く重なっているといえる。当然ながら，統計学にも基本となる考え方があり，確率論を基礎とする数学的な世界も広がっている。しかし，統計学そのものが現実に直面するさまざまな問題解決をすることで発展してきた経緯があり，まさに，現実の人間集団の健康現象を解きほぐしていくために統計学を用いることは，必然的な流れであるといえる。

また，疫学調査が原則として全数調査ではなく標本調査であることも統計学が必要な理由である。標本調査とは，本当に知りたい集団（母集団）の一部から標本を抽出してデータをとり，その結果を母集団の特性に関する推論に用いることである（図 序-1）。この推論には，推測統計学とよばれる統計学的理論と方法が適用される。したがって，統計学を使いこなせなければ標本調査から母集団に関する合理的な推論を行うことはできない（第７章参照）。

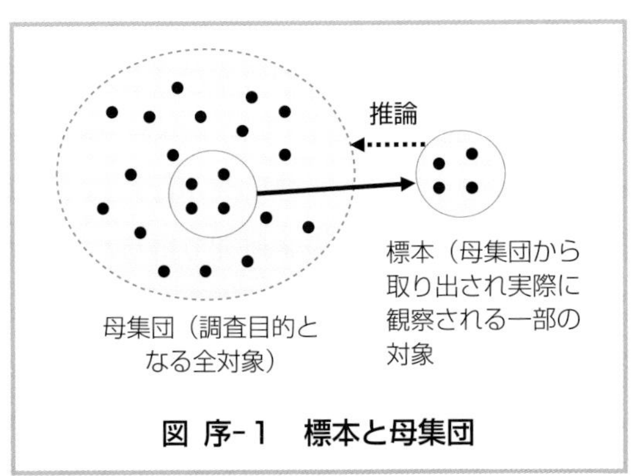

図 序-1　標本と母集団

さらに，疫学調査では，多くの要因に関するデータを同時に取り扱うため，変数間の関係を定量的に調べることが重視される。複数の要因と疾患発生との関係は非常に複雑であり，因果関係を推定するには，合理的な方法が必要である。例えば，近年は，複数の要因間の関係を解析するために多変量解析の方法が普通に用いられるようになってきており，疫学研究の一手法として確立されている。

疫学研究は，集団に関して数量化されたデータを収集し，統計解析によって何らかの結論を導き出すものであり，**定量的研究**ともよばれる。この定量的研究としての疫学の科学性・客観性を確保するためには，健康科学と統計学がどうしても結びつく必要がある。現在までに，統計学者たちによって多くの数理統計学的な理論や思考方法が疫学に取り入れられてきた。また，コンピュータによる統計計算ソフトウェアの進歩により複雑な統計的方法が簡単に行えるようになってきている。高度な統計計算が簡単になればなるほど，統計的方法の具体的な計算プロセスがみえにくくなる。したがって，疫学研究が科学的根拠として成立するためには，データ解析において適切な統計的方法を選択することが非常に重要な意味をもつようになってきている。

2．統計的推定と統計的仮説検定

疫学と健康統計学との関連を理解するために，少し過去にさかのぼって疫学の歴史をみることにしよう。19世紀後半から，主に感染症の原因究明に関して疫学的手法が多く用いられてきた。しかし，慢性疾患の原因究明に疫学が用いられ始めたのは，1950年代以降のことである。

第２次世界大戦後から，アメリカ，イギリスをはじめとする先進諸国において，肺がんによる死亡率が急激に増加しつつあった。当時は，肺がんの原因は不明で，その原因究明の方法さえも誰もわかっていなかった。イギリス当局は，この状況を打開するために，当時すでに著名な統計学者であったブラッドフォード・ヒルに肺がんの原因究明を目的とした研究プロジェクトを任せた。ヒルはロンドンの医師であるドールとともに，この研究に乗り出し，まず，肺がん患者と非肺がん患者の生活習慣などを細かく調べることにした。具体的には，ロンドンの20か所の病院で1948年から1949年にかけてがんと診断された者（男女）のうち肺がん患者と非肺がん患者の２群について質問調査を行った。このうち男性の肺がん患者649人に注目すると，647人が喫煙者で，２人が非喫煙者（0.3%）であった。一方，上記の肺がん患者と年齢をそろえた非肺がん患者649人では，そのうち622人が喫煙者，27人が非喫煙者であった（4.2%）（ドールとヒル，1950年）。

この結果は，肺がん患者のほうに喫煙者の割合が多いことを示している。しかしながら，この差をもって喫煙と肺がんとの間に関連があると判断してよいだろうか。彼らの論文の中では，この結果に関して統計的仮説検定が行われており，その検定にはフィッシャーの正確検定とよばれる方法が用いられている。この検定により p値 $= 6.4 \times 10^{-7}$ が得られ，肺がん患者と非肺がん患者における喫煙者の割合の差は有意な差であると判定している（表 序-1）。統計的仮説検定とp値については第9章で詳しく述べる。また，表 序-1のような集計表は，2 × 2のクロス表（クロス集計表）または2 × 2の分割表などとよばれ，オッズ比などが計算される（第2章・第4章参照）。なお，フィッシャーはこの当時イギリスではすでに統計学の権威として知られていた人であり，のちに統計解析の主流となる統計的仮説検定の考え方の原型となるアイデアを提唱した遺伝学者・統計学者である。しかしながら，フィッシャー自身は喫煙者であり，ドールとヒルの論文に猛反対したといわれている。

表 序-1　ドールとヒルの研究（1950）

	喫煙者	非喫煙者	合　計
肺がん患者	647	2	649
非肺がん患者	622	27	649

出典）Doll R., Hill A.B.：Br. Med. J., 2（4682），pp.739-748, 1950.

上記の1950年のドールとヒルの研究は，症例対照研究とよばれる研究方法で，疫学の主要な研究方法の1つである（第4章参照）。また，慢性疾患の原因究明に疫学が適用された世界で最初の研究ともいわれている。その後，1970年代頃までは，疫学は医師を中心に実施されることが多く，疫学研究における主な関心は，原因究明というよりは特定の疾患の発生パターンを知ることにあった。疫学研究の方法論が飛躍的に発展したのは，医学者が統計学者と協力して研究を進めるようになってきてからである。この頃の疫学における統計解析方法として最も大きな進展は，統計的仮説検定の方法が定式化されたことであるといえる。これは，ネイマンとピアソンという数理統計学者が前述のフィッシャーのアイデアをさらに発展させたものであり，これにより現在の形の統計的仮説検定や統計的推定の手順が定まったといえる。

ネイマンとピアソンがつくり上げた統計的仮説検定や統計的推定の考え方が疫学に本格的に定着し始めた以降の疫学研究では，統計的推定によって点推定値の信頼区間を示すことや統計的仮説検定の結果を示す（またはp値を示す）ことなどが次第にデータ解析の重要部分をなすようになっていった。例えば，有意差があるかないかの判断は，通常p値が 0.05 より小さければ有意であり，大きければ有意ではないと判断される。このとき，この 0.05 は有意水準５％と表現される。有意水準には１％が用いられることもある。ただし，この５％や１％という数字には本質的な意味はなく，手続きとして大部分の疫学研究者が使っている習慣的数字である。なお，信頼区間の場合は 95％信頼区間が示されることが多い。この 95％という数字にも本質的な意味はなく，多くの研究者が使っているというだけである。場合によっては 90％信頼区間もよく使われる。いずれにしても，有意水準が何％か，信頼区間が何％であるかは，特別な規則があるわけではないので，その数値を解析結果の中に示しておくことが重要である。現在では，点推定値に信頼区間が示されていない，あるいは差異を示すのに統計的仮説検定が行われていない（p値が示されていない）データ解析は，意味がないとまで考えられている。

ただし，統計的仮説検定は確かに重要であるが，p値の意味は統計学者以外の専門家にとっては必ずしも簡単ではない。しかし，このような手順でデータの統計的有意差の有無を簡単に表現できることは，疫学の方法論の発展の歴史における統計学の大きな貢献の１つであるといえる（第８章・第９章参照）。

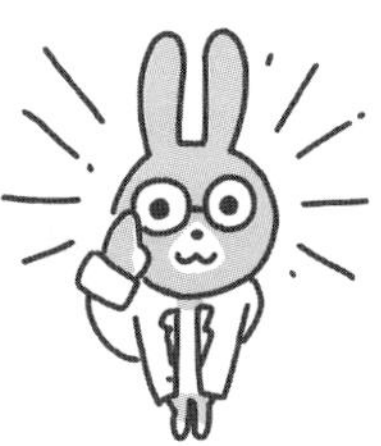

3．多変量解析

現在の疫学では，統計的推定，統計的仮説検定以外にも，統計学はさまざまな役割を担っている。その大きな役割の１つが第２章で述べる交絡因子の制御である。

交絡因子は，研究デザインの段階でもデータ解析の段階でも制御することが可能であるが，データ解析の段階で制御する方法の１つが**多変量解析**である。多変量解析では，例えば，重回帰モデルや多重ロジスティックモデルといった多変量モデルが使われる。これらのモデルの説明変数に交絡因子を含めることによってその制御が可能になる。交絡因子が複数ある場合にこれらの変数を層化によって制御することは，変数の数が多くなるほど困難である。このような場合に多変量モデルは非常に有力な方法論となる。さらに，多変量モデルは，交互作用の評価に用いられることもある。

この多変量解析が実際の疫学研究に用いられた例として歴史上有名な研究は，前述のドールとヒルの研究と同じころにアメリカで行われた**フラミンガム研究**である。当時，アメリカでは虚血性心疾患による死亡率が増加しつつあり，その原因究明が急がれていた。肺がんの場合と同様に原因は不明で，これもまた同様にその原因解明のための方法論も確立していなかった。そこで，アメリカの国立肺血液研究所は，ボストン近郊のフラミンガムという町で，住民を対象に追跡調査を行うことを決めた。この町が選ばれた理由は，人口規模が３万人弱程度と比較的小さい上に住民の転出・転入が少ないこと，以前から健康調査などの対象地域として住民がこの種の調査に慣れていたこと，などが理由であった。心疾患の原因がわからない段階で始める調査なので，当然調査項目は非常に多岐にわたった。この調査結果から，虚血性心疾患の発生を促進する要因として，主に高血圧，高コレステロール，喫煙が関係していることがわかった。すなわち，高血圧の人，高コレステロール値の人，喫煙習慣のある人は，それぞれ正常血圧の人，正常なコレステロール値の人，喫煙習慣のない人に比べて虚血性心疾患を発生する危険性が高いことがわかった（図 序-2）。このフラミンガム研究はコホート研究の１つであり，対象者を長期間にわたって観察を続けることによって，各要因にすでに曝露（ばくろ）している人，あるいは途中で曝露することになった人に，虚血性心疾患を発生する人が多いかどうかを調べることができた。この研究の貢献は，もちろん心疾患の原因となりうる要因を明らかにした点にあるが，加えて，疫学データの統計的解析方法においても重要である。この研究では，多重ロジスティックモデルを使った多変量解析によって複数の要因が同時に取り扱われているため，要因間の複雑な関係を含めて，交絡因子の制御や交互作用までを扱うことができたことが大きな利点であった。すなわち，どれか１つの原因が特定できなくとも，これらの要因を抱えた人に虚血性心疾患にかかる確率が高いことが定量的に示されれば，予防には有効であるという考え方である。これらの要因は，この研究以後，**危険因子**あるいは**リスクファクター**などとよばれるようになった。この考え方がのちに非感染性疾患（日本では生活習慣病）とよばれる慢性疾患の予防の考え方に果たした役割は非常に大きい（第10章参照）。

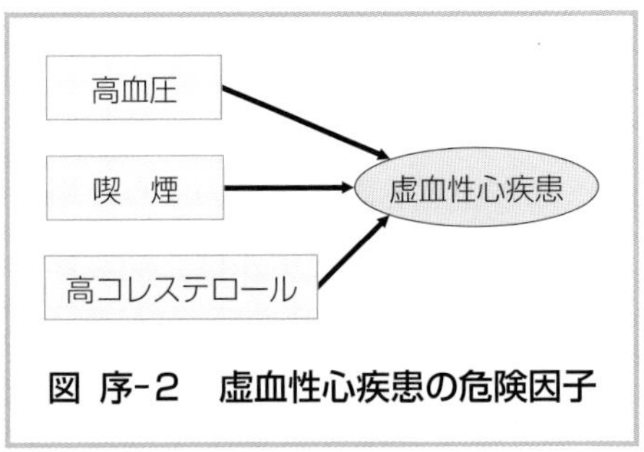

図 序-2　虚血性心疾患の危険因子

なお，本書での統計処理等においては，端数（まるめ）処理のため，表の手計算値とコンピュータでの出力値が一致しない場合がある。

第Ⅰ部　疫学の基礎

現代社会において，疾病予防と健康増進は，人びとにとって非常に関心の高いテーマである。この疾病予防と健康増進のためのさまざまな対策において，疫学による知見は必要不可欠な科学的根拠となる。疫学は，人間集団を対象にして疾患とその決定要因を探ることを主目的としている。しかし，現代の疫学では，疾患だけでなく健康にかかわる問題全般を取り扱っており，その応用範囲はますます広がってきている。このような目的の拡大に伴い，疫学は，医学，保健学，公衆衛生学に限らず社会学，心理学，経済学，栄養学，環境科学，生物学など多様な分野との結びつきが強くなってきている。すなわち，疫学とは，非常に広い意味で人間の健康に関する学問であるといえる。

第Ⅰ部では，疫学の目的，指標，方法，応用などについて，多くの例を示しながら疫学について総合的に理解できるように解説する。まず，第1章では，疫学の全体像を把握するために，疫学のアプローチと疾病予防がどのように結びつくのかについて概略を述べる。また，特に生活習慣病の予防にとって重要な概念となる危険因子の考え方や疫学の応用に関する基本的モデルについて解説する。第2章では，バイアスや交絡の影響を考慮した上で，因果関係の推論について解説する。疾病予防や健康増進のためには，健康事象とその決定要因との間に因果関係があるかどうかを見極める必要がある。もし因果関係がわかれば，その原因をコントロールすることによって疾病予防や健康増進につながる。続いて，第3章では，疫学で用いられるさまざまな指標を取り上げる。要因と疾患との間の因果関係を知るためには，その前に統計的関連の有無を調べなければない。そしてこの関連を探るためには，健康現象を定量的に観察するための指標が必要である。すなわち，疫学は，人間の健康現象を観測し数値データとして表現することから始まる。第4章では，具体的な例を示しながら，疫学の方法論的側面を解説する。疫学研究によって得られる知見が公衆衛生において質の高い科学的根拠（エビデンス）となるかどうかは，研究デザインの科学的合理性に依存する。この第4章では，研究デザインの考え方，観察研究，介入研究それぞれの方法について述べる。第Ⅰ部の最後の第5章では，疫学と保健政策との結びつきについて解説する。エビデンスに基づく保健対策，エビデンスの質，倫理的問題を取り上げる。これらは，疫学を実際に保健政策に活かすにあたって考慮すべき重要な問題である。

第1章　疫学の概念

疫学の主目的は，疾患の原因を探ることにある。歴史的にみれば，感染症の原因を探ることから始まり，その後は，慢性疾患の原因究明にも用いられるようになった。現在では，疫学の目的は疾患の原因究明にとどまらず，健康に関連するあらゆる現象を対象にして，実際の問題解決に活かされている。疫学の基本的アプローチは健康現象を定量的に測ることから始まり，交絡因子やバイアスの影響をなるべく取り除くことによって因果関係の推論につながる。疫学研究は，特に一次予防につながることが大きな目標である。

疾患の一次予防のためには，疾患の直接的原因がわからなくとも，危険因子を取り除くあるいは減少させることが重要となる。疫学はそのための科学的根拠となる。

疾患の原因究明以外の目的にも，疫学は健康に関する問題全般に応用可能である。

1．疫学とは何か

1）疫学の目的

人間集団の中には，ある疾患にかかる人とかからない人がいる。すなわち，さまざまな疾患のかかりやすさには個人差があることになる。それでは，この個人差はなぜ生まれるのだろうか。例えば，遺伝だろうか，環境要因への曝露（ばくろ）だろうか，それとも生活習慣の違いによるものだろうか。このような疑問に答える１つの科学的方法が疫学である。疫学とは，集団内における健康事象がどのような要因によって起こるのかを人間集団の観察を通じて科学的に研究する学問である。この疫学研究で得られた知見は，公衆衛生学あるいは公衆衛生活動における科学的根拠（エビデンス）として用いられる。すなわち，疫学研究の先には，人間集団におけるさまざまな健康課題を解決するという大きな目標が存在している。

上記のことを理解するために，疫学的手法がまだ確立されていなかった時代に疫学的観察が疾患の予防対策につながった有名な事例をみてみよう。

ハンガリーの医師であるイグナーツ・センメルヴェイスは1840年代にウィーンの産科病院で産科医として働いていた。この病院には２つの診療所があり，第１の診療所では医学生，第2の診療所では助産婦の教育が行われていた。1840年から1846年頃にかけて，第1の診療所の妊産婦死亡率は第2の診療所の妊産婦死亡率の2倍以上高かった（1842年の同病院における妊産婦死亡率は第1診療所で16%，第2診療所で7%）。センメルヴェイスは，この違いに注目し，第1診療所では医師や医学生が死亡した妊産婦の剖検を剖検室で行った後に診療所に来るからではないかと考えた。すなわち，医師や医学生の手を介して何らかの原因物質が妊産婦に伝わるのではないかという仮説を立てた。そこで，剖検室から第1診療所に行く際に医師や医学生たちに手洗いを徹底させたところ，第1診療所の妊産婦の死亡率は低下し，第2診療所と同じくらいになった。この当時，出産時の妊産婦の死亡原因の多くは産褥（さんじょく）熱であったが，その原因は不明で，残念ながらセンメルヴェイスの仮説は当時の医学界に受け入れられることはなかった。医師の手洗いや消毒が励行されるようになったのは，彼の死後何年も経ってからであった。この事例は，疫学的な観点からいえば，条件の違う2群の死亡率を比較して原因を推定した上で，予防対策につなげた点に大きな教訓があるといえる。

もう1つの例は，19世紀のロンドンで起きたコレラの流行事件におけるジョン・スノウの業績である。1854年，ロンドンの中心地の一部であるブロード・ストリートという地域でコレラの大流行が起こった。当時コレラの原因はわかっておらず，原因を探る方法さえも確立していなかった。このとき，以前からコレラの発生に注目していた医師のスノウは，ブロード・ストリートの地図上にコレラによる死亡者数をプロットし，井戸水が原因ではないかと推測した。この地域では主に2つの水供給会社があり（S&V社，L社とする），スノウは，どちらの会社から提供されている井戸水を飲用水として使っているかによって住民を2群に分け，各群におけるコレラによる死亡者数の割合を比較した。その結果，一方の会社（S&V社）の井戸水を飲んだほうの住民にコレラの死亡者数の割合が高いことがわかった（表1-1）。これを受けて，この会社の井戸水の供給を中止した結果，コレラの流行は収まったといわれている。汚染された井戸水は下水道の近くにあり汚水が混入していたことがわかった。ただし，実際に井戸水を止めたのは，コレラ流行のピークを過ぎた時点だったので，井戸水を止めたことがコレラ収束の原因であったかどうかはわからない。しかし，スノウの最も大きな貢献は，地図上に死亡者の出た場所をプロットしたこと，汚染された井戸水と汚染されていない井戸水を使っているそれぞれの住民群でコレラの発生割合が異なることを数字で示して比較したこと，この結果が根拠となって井戸水を止めるという問題解決に結びついたこと，これらは疫学研究の原点という意味では疫学の歴史上大きな業績であるといえる。

表1－1　1854年のロンドンにおけるコレラ流行時の死亡者数

水供給会社	利用者人口（人）	コレラ死亡者数（人）	1万人当たり死亡者数（人）
S&V社	266,516	4,093	153
L社	173,748	461	26

出典）Snow J.：On The Mode of Communication of Cholera, p.88, 1855.

その後，慢性疾患に疫学的手法が用いられたのは第２次世界大戦後になってからであり，ドールとヒルの研究がその最初といわれていることは序章で述べたとおりである。

このように疫学手法が発展してきた歴史的経緯をみると，疫学の主目的は感染症や慢性疾患の原因究明であり，これを根拠にして疾病予防につなげることにある。すなわち，疾患の原因がわかれば，その原因となる要因を取り除くか，あるいはその要因への曝露を減らすという目標が定まり，その疾患の発生予防に向けて努力することができる。この原則こそが，疫学研究が現在の公衆衛生における科学的根拠となっている本質的な理由である。

しかし，現代社会では人間の健康にかかわる課題は非常に多岐にわたり，いずれの問題解決にとっても科学的根拠は必要不可欠である。これに伴い，疫学の応用範囲は次第に広がってきており，単に疾患の原因を探るだけではなくなってきている。例えば，医療サービス（医療従事者，医療施設を含む）の整備計画を立てるために疾患がどのように地域に分布しているかを把握すること，疾患に対する予防方法が有効かどうか知るために合理的評価をすること，環境要因を規制すべきかどうか決めるためにリスク評価を行うこと，臨床において診断や治療に関する意思決定を行うための疫学的知見を提供すること，などである。

2）疫学のアプローチ

前述のロンドンのコレラ流行事件は，疫学調査の原則を示唆している。スノウの仕事から150年以上が経過し，その間疫学の方法は科学の１分野として体系化されてきた。具体的な内容については次章以降で詳しく触れられるので，以下では基本的な考え方について述べる。

まず，最初に考えるべきことは，疾患の原因を探る際に人間集団における疾患や死亡の発生頻度を定量的に測定することである。個人における疾患の進行は，通常は健康な状態から罹患，受療，治療に進む。また，死亡はどの段階からも生じる可能性がある。したがって，疾患の発生頻度を測定するとすれば，どの段階の状態を測定するのかによって数値の意味が変わってくる。疫学で使われる定量的指標には，罹患率や死亡率といった時間的概念を含む発生率，ある一定時点における有病者の割合（日本では有病率とよばれる），２つの指標の比，など数多くある。これらの指標ではいずれも分子と分母に何を置くかによって指標の意味づけがなされている（疫学指標については，第３章で詳しく述べる）。いずれにしても，これらの指標は，観察した健康現象を数値で表すという役割をもっており，疫学研究として不可欠な要素である定量的分析につながる。

次に，ある集団に関して疾患や死亡の発生頻度を測定できるとすれば，それらの値が時間的にどのように変化するのか，疾患が地域にどのように分布しているのか，疾患発生状況が年齢，性別，集団によってどのように異なるのか，といった事実を上記の指標を使って記述することが重要である。これによって，疾患発生の原因に関する何らかの仮説を想定することができる。このような疫学研究は記述疫学とよばれる。また，要因と疾患との関連の有無を検討する方法として，地域単位で少なくとも２つ以上の変数間の相関関係を調べる方法がある。２変数の場合，通常，１つは疾患の発生頻度に関する指標（または何らかの健康指標）であり，もう１つはその原因に関連する指標である。例えば，ある年における国別の肺がん死亡率と１人当たり年間タバコ消費量などをみると，タバコ消費量が多い国ほど肺がん死亡率が高くなる傾向がみられる。これによって，肺がんの原因が喫煙である可能性が示唆されることになる。このような研究は，生態学的研究あるいは地域相関研究とよばれる。

さらに，記述疫学や生態学的研究によって示唆された疾患発生とその要因との関連は，それだけでは因果関係があるかどうかはわからない。そこで，より因果関係の推論に近づけるためには，第４章で詳しく説明する症例対照研究やコホート研究が必要となる。前者は疾患群と非疾患群における要因への曝露状況を比較する方法であり，後者は要因への曝露群と非曝露群における疾患や死亡の発生状況を比較する方法である。前者では非疾患群，後者では非曝露群がそれぞれ比較対照群となる。このように比較対象群が存在することによって，因果関係の有無に関する推論に近づくことができる。ただし，これらの方法では，対象者が要因に曝露するかどうかを疫学研究者が決めることはできず，実験的に曝露状態を計画してつくり出すわけではない。これらの研究では，因果関係を推定するためには，調べたい要因以外の条件を２群でなるべく一致させる必要がある。症例対照研究やコホート研究は，次に述べる介入研究と区別して観察研究と

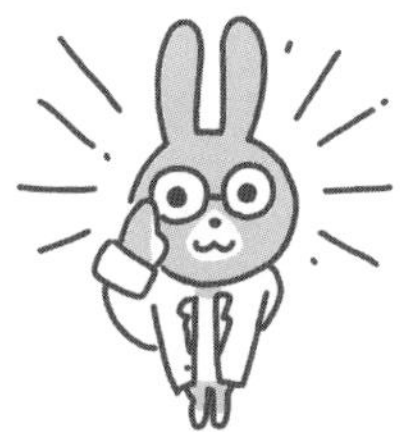

よばれることがある。

観察研究よりも，さらに因果関係の推論の妥当性を高める方法として，研究者が対象者の要因への曝露状況を設定した上で（**介入**という）疾患や健康状態の違いを調べる方法を**介入研究**という。この方法は，対象者の条件を研究者側で設定するため，実験研究に近い。介入研究は，疫学研究の中では最も強力なエビデンスを提供する。例えば，新治療薬の臨床試験は介入研究の代表的な例である。介入研究の最大の利点は，交絡因子やバイアスの影響を有効に制御できることにある。

全般に，疫学の考え方は，集団における疾患の状態を定量的に測定し，その状態と要因曝露との間に真の関連があるのかどうか，もしあるとすれば，その関連が因果関係によるものかどうかを検討することが基本的なプロセスとなる。ただし，この因果関係の推論には，疫学以外のさまざまな分野の科学的知見が大きく関与する。疫学は，無数の要因が関与する人間集団の複雑な健康現象を対象とするため，後述する多くの交絡因子やバイアスが因果関係の推論に影響を与える。したがって，疫学研究では，いずれの研究方法であっても，その方法論的な限界をある程度認識した上で，交絡因子やバイアスの影響をできる限り最小限にとどめる努力が重要視される。

3）疫学と疾病予防

疾患の予防は，疾患の進行段階に応じて目的が異なっており，一次予防，二次予防，三次予防といわれる３つの種類がある（図１-１）。**一次予防**とは，疾患にかかる前の段階で行う予防であり，疾患にかかっていない健康な人たちを対象として行

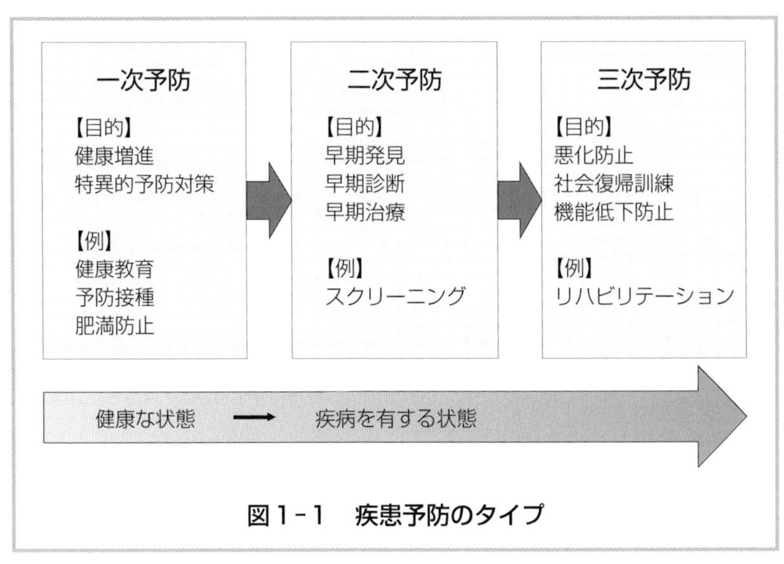

図１-１　疾患予防のタイプ

う予防接種や健康教育などがこれに該当する。二次予防とは，すでに疾患にかかり始めている段階で行う予防で，臨床症状や自覚症状がない人たちを対象に早期発見・早期治療を目的とする。第３章で述べるスクリーニングがこれに該当する。三次予防とは，疾患がある程度進行した段階で行う予防で，症状の悪化防止，機能回復訓練などが該当する。疫学から得られる知見は，これらすべての予防に関してそれぞれ科学的根拠となりうる。

疫学の最大の目標の１つは，効果的な一次予防につながることである。疫学研究により疾患の要因が明らかになればそれらの要因を取り除くかそれらの要因への曝露を減らすことで一次予防につながる。例えば，現在では喫煙が肺がんの発生リスクを高めることは主に疫学研究からわかっており，それを根拠にすれば肺がんの最善の一次予防が禁煙であることは明らかである。特に生活習慣病といわれる慢性疾患の一次予防については，次に述べる危険因子の考え方が基本となる。

2．疾患と危険因子

人間が病気になる原因が何であるかという疑問は，古代から人びとの深い関心事であった。古代から長い間信じられていた病気の原因説の１つは，ヒポクラテスが提唱したといわれるもので，４つの体液（血液，粘液，黄疸汁，黒胆汁）のいずれかが過剰になったり不足したりすると病気になるという説である。しかし，感染症については，それが流行した際に，多くの人が一時期に同時に体液に不均衡を生じるという説では説明できなかった。そこで，感染症の原因として考えられていたものは，いわゆる「瘴気（しょうき）」である。瘴気とは，汚い空気あるいは悪い空気といった意味であり，この瘴気が原因であるという説はミアスマ説とよばれる。一般に環境の不衛生が感染症の原因につながることを考えれば，あながち間違った考えではない。しかし，19世紀になると，感染症の原因は細菌であるという説が出てきた（細菌病因説）。この両者の説はしばらく対立したが，細菌学の実験が進むにつれて，ミアスマ説は否定され，感染症の原因が細菌やウイルスなどの病原微生物にあることがわかってきた。

一方，慢性疾患の原因については，第２次世界大戦後しばらく経つまでは，明らかにされなかった。それだけでなく，慢性疾患の原因を探る方法さえ確立されていなかった。前述した1950年代以降のドールとヒルの肺がんに関する研究が進み，肺がんの原因の１つが喫煙にあることが明らかになってきた。このときに最初に採用された疫学的方法が症例対照研究であり，彼らはその後コホート研究も用いて肺がんと喫煙の因果関係を推論している。彼らの一連の研究は，慢性疾患に初めて疫学的手法が用いられた研究であるといわれている。しかしながら，感染症の原因が病原微生物であることと比べて，慢性疾患に関する因果関係は単純ではない。前述したフラミンガム研究では，虚血性心疾患の原因として複数の要因が想定され，結果的に高血圧，高コレステロール，喫煙といった要因が虚血性心疾患の発生確率を上げることがわかった。このフラミンガム研究以後，ある疾患の直接的な原因でなくても，その疾患の発生確率を上げる要因はその疾患の**危険因子**あるいは**リスクファクター**などとよばれるようになった（序章参照）。

現在に至るまでに，数多くの疫学研究によって危険因子と疾患との定量的な関連が見出されている。特に関連分野の研究の蓄積もあり，生活習慣病についてはさまざまな危険因子の存在が明らかになってきている。例えば，喫煙は多くの部位の発がん，心疾患，脳血管疾患などの危険因子であることが明らかになっている。その他，食習慣（野菜・果物摂取不足，食塩過剰摂取など），運動不足，飲酒などが生活習慣病の主な危険因子として認識されている。そしてこれらの知見は，わが国における現在の公衆衛生政策の科学的根拠として生かされている。

3．疫学の応用

疫学における分析では，さまざまな目的で統計学的モデルが用いられる。疫学の本来の目的は疾患の原因を探ることにあるが，それ以外の目的に疫学を応用する際には，このモデルが念頭にあると理解しやすい。

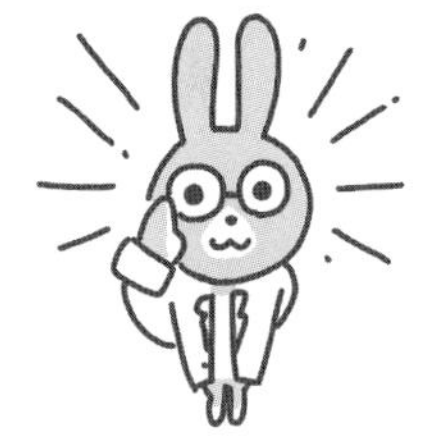

疾患と原因との関係を探る際に考えられるモデルの中で最も単純なものは，疾患と要因との間に直線的な量的関係を仮定する**回帰モデル**である。この回帰モデルを用いた分析を**回帰分析**といい，両者の量的関係は**回帰直線**で表現される。このとき，疾患の発生リスクを数量的に観測できるとして，これをYとおき，要因への曝露量をXとおくと，回帰直線は $Y = a + bX$ で表される。

このようなモデルを用いる目的は主に２つある。第１は要因曝露量から疾患発生リスクを予測すること，第２は要因曝露の疾患発生リスクへの影響の程度を知ることである。このとき，Yを**従属変数**（**被説明変数**，**目的変数**），Xを**独立変数**（**説明変数**）という。この回帰直線の独立変数に複数個の要因を取り入れたモデルは**重回帰モデル**といい，重回帰モデルを用いた分析を**重回帰分析**という。重回帰モデルを用いる目的には，上記の２つの目的に加えて，交絡因子の制御という目的もある（回帰分析，重回帰分析については第10章で詳しく述べる）。疫学で用いるモデルは，この回帰モデルを１つの基本的な形として，さらに，目的変数と説明変数の間に曲線的関係を仮定するモデル，交互作用を加えたモデル，時間的変化を取り入れたモデルなどが使われる。

前述したとおり，疫学は疾病予防に限らずさまざまな健康問題に適用されており，その目的に応じてモデルの設定が異なる。もちろん回帰モデル以外の複雑なモデルも使われている。なかには，従属変数と独立変数を設定しないモデルもある。しかし，原則として大部分の疫学では，従属変数と独立変数が設定されている。以下では，疾患の原因究明以外のことを目的とした代表的ないくつかの例をあげる。

ワクチン接種や新しい治療方法などの保健医療サービスに効果があるかどうかを調べるために疫学的手法が用いられることがある。ただし，疫学的手法が用いられるためにはいくつか条件がある。例えば，その保健医療サービスの効果を数値で測定できること（これを**効果指標**とする），その効果指標の定義が明確であること，その指標は誰が測定しても同じになるように標準化されていること，などである。疫学本来の目的である疾患の原因を探るモデルでは，保健医療サービスは**調整変数**（要因と結果の両方に関連する変数）の１つとして扱われるが，保健医療サービスの評価では，サービスの効果指標を従属変数，保健医療サービスを独立変数，要因曝露は調整変数として扱うことになる。

また，スクリーニングの実施を評価する場合にも疫学的手法が利用可能である。この場合，まずスクリーニングによって早期発見が可能になった人の利益を数量的に観測できなければならない。スクリーニングによる利益とは，スクリーニング陽性者の致死率の減少，または集団全体の死亡率の減少，早期発見された人の増加，スクリーニング陽性者の**QOL**（quality of life：**生活の質**）の向上，再発や転移などの予防または減少，などであり，これらが効果指標となる。すなわち，各効果指標が従属変数，スクリーニングを受けたか受けなかったかを独立変数とする。なお，スクリーニングの評価では，スクリーニングを受けた人の割合，１症例を発見するために要した費用など，スクリーニングそのものに関する評価も行われている。

さらに，近年では，従属変数として個人やコミュニティへの経済的・心理的・社会的インパクトまで含める場合や，独立変数として要因に曝（さら）される機会の可能性や要因に曝露した人の感受性まで含めることもある。ただし，このように変数を多くとることによって，モデルは複雑になりすぎる可能性もある。モデルにおける変数の選択は，非常に重要な課題である。

column

対照群の設定

18世紀後半のロンドンでは，体の小さい子どもたちが煙突の中に入って掃除をすることで報酬を得ていた。ロンドンの外科医パーシバル・ポットは，自分が手術した陰嚢(いんのう)がんの患者の中にこれらの煙突掃除人が多いことに気がついた。この経験から，ポットは，陰嚢がんの原因が煙突の煤(すす)にある可能性が高いという推論をし，1775年にこの知見を論文にまとめて発表した。この発見は，しばらく注目されなかったが，19世紀以降になってさまざまな研究の蓄積もあって再認識されるに至った。現在では，燃焼物によっては煤の一部に発がん性物質が含まれていることがわかっている。

当時は，医者の経験的な事例の集積が医学的知見として成り立つ時代であった。もちろん，ポットの推論を現在の疫学の観点からみれば，多くの欠点があることはいうまでもない。その中で大きな欠点の1つは，比較対照がない点である。陰嚢がんの患者に煙突掃除人が多いということを主張するためには，非陰嚢がん患者の中の煙突掃除人の数と比べなければならない。すなわち，ポットの研究は，彼自身の経験と非陰嚢がん患者（対照群）における煙突掃除人数とを比べることができれば，疫学の方法でいうところの症例対照研究となる研究であった。現在の疫学研究では，どのような研究タイプであっても対照群の設定が非常に重要な要素となる。

第2章　因果関係の推論

2つの事象の間に原因と結果の関係があるとき，これを因果関係という。疫学では，要因と疾患との間の因果関係を推論することが大きな目的になる。
2つの事象の間に，一方の値の増減ともう一方の値の増減に直線的または曲線的な関係がある場合，これを統計的関連という。統計的関連が発生する原因には，バイアス，交絡，因果関係などがある。
疫学の結果から因果関係の有無を判断する際には，いくつかの基準が提示されている。これらは因果関係を議論する際の重要な視点となる。
疫学で，統計的関連が認められた場合，それが因果関係によるものかどうかを推論することが重要である。その際にはバイアスや交絡の影響をできる限り除外することが必要となる。

1．因果関係とは何か

ある事象と別の事象の間に原因と結果の関係があるとき，これを因果関係という。一般に，事象Aが事象Bを引き起こす場合，AはBの原因であり，BはAの結果である。疫学では，まず疾患にどのような要因が関連しているかを確かめることから始まる。疾患発生と何らかの要因との間に関連があることがわかったとしても，関連を発生させる理由はいくつかあり，その関連が因果関係によって発生したとは限らない。したがって，それらの要因と疾患との間に因果関係があるかどうかを検討することが大きな課題となる。

因果関係には，直接的因果関係と間接的因果関係がある。直接的因果関係とは，要因Aが別の要因を介在することなく疾患Bを引き起こす場合をいう。一方，間接的因果関係とは，要因Aが疾患Bを引き起こすまでに複数の要因が介在する場合である。通常は，後者の因果関係の場合が多くある。

また，要因が疾患発生の必要条件か十分条件かによって因果関係には3つの基本的なタイプがある（図2-1）。第1は，疾患発生においてある要因が必要十分条件となる場合である（図2-1タイプ1）。この場合，その要因がなければ疾患は発生せず，逆にその要因があれば必ず疾患が発生する。これが最も単純なタイプであるが，実際の疾患にはまれである。第2は，複数の要因があり，それぞれの要因が疾患発生のために必要であるが，それぞれ単独で疾患は発生しない（図2-1タイプ2）。すなわち各要因は必要条件であるが，十分条件ではない。第3のタイプは，複数の要因があり，ある要因によって疾患が発生するものの，それ以外の要因によっても発生する場合，その要因は十分条件であって必要条件とはならない（図2-1タイプ3）。この3つ以外のタイプがあるとすれば，これらの組み合わせであり，各要因は必要条件とも十分条件であるともいえない。

一般に感染症は第2のパターンであり，病原体，環境，宿主の各要因の条件がそろえば感染症を発症する。また，非感染性の疾患（生活習慣病）は，第3のパターンあるいは第2と第3のパターンの組み合わせであることが多い。第2と第3の組み合わせの場合，因果関係のモデルは非常に複雑になる。

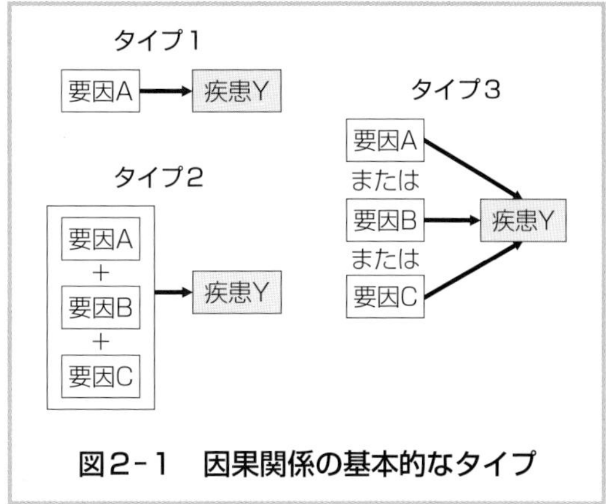

図2-1　因果関係の基本的なタイプ

2．統計的関連と因果関係

測定値の2変数の間に，一方の値の増減と，もう一方の値の増減に直線的または曲線的な関係がある場合，これを統計的関連という。統計的関連は，単なる偶然によるもの，後述するバイアスや交絡の影響によるもの，真の因果関係によるものなどがあり，因果関係は，統計的関連を生じさせる理由の1つにすぎない。すなわち，統計的関連と因果関係は同じ意味ではない。以下では，統計的関連を単に「関連」という。

疫学では，主に2つのステップで研究が行われる。第1は，ある曝露要因と疾患発生リスクとの間に関連があるかどうかを見極めることである。ある要因と疾患との間に関連があるかどうかは，何らかの統計的指標を用いて判断される。例えば，相関係数，回帰直線，リスク比，オッズ比，複数の群間の平均値や割合の差などが用いられる（第9章・第10章参照）。これらの関連に意味があるかどうかは一般に統計的仮説検定によって判断される。統計的に有意な関連が認められれば，次のステップはその関連が因果関係によるものかどうかを判断することである。

図２-２は，表 序-１（p.４）に示したドールとヒルの研究の続報（1952年）の一部を示したものである。この研究では，45～74歳の男性喫煙者について，１日当たり喫煙本数別に死亡率が計算されている。これにより，喫煙本数と肺がん死亡率との間に量的な関連があることが示されている。この関連は，喫煙と肺がんとの間に因果関係があることを強く支持する証拠になるが，これだけで喫煙と肺がんとの間に因果関係があることを決定的に示すわけではない。しかし，その後の多くの研究によって科学的根拠が蓄積され，現在では肺がんの危険因子として喫煙が非常に大きな要因であることが明らかになっている。

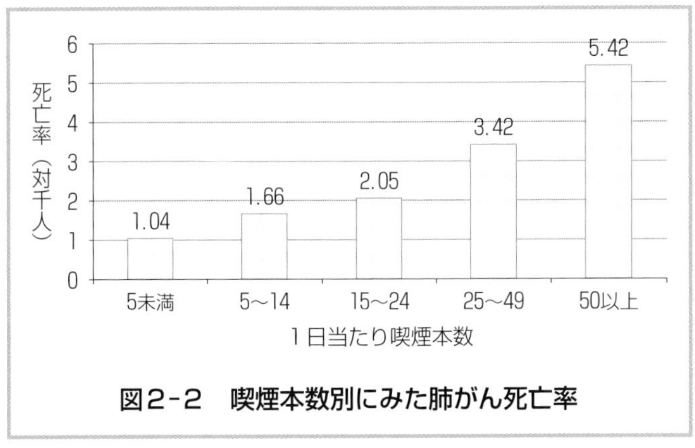

図２-２　喫煙本数別にみた肺がん死亡率

出典）Doll R., Hill A.B.：Br. Med. J., 2（4797）, pp.1271-1286, 1952.

３．因果関係の判断基準

前述したとおり，感染症の発症には，病原体，環境，宿主の３要因がそろうことが必要であるが，少なくとも病原体の存在がなければ感染そのものが存在しない。19世紀後半に，細菌学者として有名なドイツの医師コッホは，特定の病原体が特定の感染症を引き起こすという因果関係を証明するために必要な条件を提示した。それは以下のとおりである。① ある疾患の症例から一定の病原体（病原微生物）が見出される，② その病原体を分離できる，③ その病原体を感受性のある動物に感染させると同じ疾患が発生する，④ その病巣部から同じ病原体が分離できる，という原則である。

上記の感染症に関する因果関係の判断基準は，大部分の慢性疾患にはあてはまらない。特に生活習慣病とよばれる疾患に関しては，前述のように因果関係のメカニズムが基本的に感染症とは異なる。現代の疫学では，疾患と関連がみられた要因と

表2-1　因果関係の有無を判断する基準

① 時間的関係
② 関連の強さ
③ 量・反応関係
④ 結果の再現性
⑤ 生物学的妥当性
⑥ 他の解釈の可能性の検討
⑦ 他の知見との整合性
⑧ 関連の特異性
⑨ 曝露停止の効果

の間に因果関係があるのかどうかを判断する基準として，表2-1の9点があげられている。これらの基準は，前述のヒルが整理した内容を基礎としている。疫学研究でこれらのすべてを完全に満たすことはまれであり，一種のガイドラインあるいは判断の視点としての役割を果たしている。なお，これらの基準にはそれぞれに問題点もあるため，現在に至るまでにさまざまな疫学者によって改変されてきている。以下では，それらの主要な観点について述べる。

① **時間的関係**　ある要因が疾患の原因であるためには，その要因への曝露が疾患より先に発生していなければならない。時間的関係を把握するためには，第4章で述べるコホート研究や介入研究が必要であり，横断研究や症例対照研究では，要因間の時間的前後関係が不確実である。さらに，時間的前後関係だけでなく，要因への曝露から疾患発生までの経過時間も重要な情報となる。例えば，先進諸国におけるタバコ消費量は1960年代から1970年代をピークに減少し始めたが，その頃はまだ肺がん死亡率は増加しつつあり，肺がん死亡率が減少し始めるのはタバコ消費量のピークの20～30年後である。このような時間のずれを考慮しなければ，一時的にタバコ消費量の減少と肺がん死亡率の増加が重なる時期が生じ，その時期だけをみると判断を誤ることになる。

② **関連の強さ**　リスク比，オッズ比，相関係数，回帰直線の係数などの指標をみることにより，要因と疾患の関連の強さを測ることができる。一般に関連性が強いほど因果関係の存在の可能性が高い。

③ **量・反応関係**　要因への曝露量が増加するとともに疾患発生のリスクが高まる関係を量・反応関係という。この量・反応関係が認められれば，因果関係の存在を強く示唆することになる。この量・反応関係は直線的関係であるとは限らず曲線的関係も含む。2つの変数間の直線的関係を表すモデルは1種類しかないが，曲線的関係を表現するモデルは何種類も存在する。また，低い曝露量では疾患発生の

リスクがほとんど認められないことが多く，ある程度の曝露量以上で疾患発生のリスクが高まる場合，この境界となる曝露量をしきい（閾）値という。

④ **結果の再現性**　疾患とある要因との間に関連がみられた場合，他の集団や他の研究においても同様の関連がみられれば，これを再現性といい，再現性があれば因果関係を強く示唆することになる。

⑤ **生物学的妥当性**　観察された関連が，既存の生物学的知見と矛盾しないことが因果関係を示唆することにつながる。ただし，既存の生物学的知見がない状態で疫学研究が先行し，その後生物学的知見が得られる場合もある。一般には，先に人間集団の現象として何らかの規則性や特徴が認識され，その理由を説明するために生物学的メカニズムの解明研究が行われることも多い。

⑥ **他の解釈の可能性**　観察された関連が因果関係によるものか，あるいは交絡やバイアスといった因果関係以外の影響によるものか，などについて，ていねいかつ十分に議論されていることが因果関係を支持する条件の1つとなる。疫学の主目的は疾患の原因を探ることにあるので，交絡やバイアスの影響がどれほど検討されているかが因果関係の推論の質を左右することになる。

⑦ **他の知見との整合性**　因果関係があれば，それを支持する他の知見が多く存在するはずである。例えば，タバコ消費量の減少に伴い肺がん死亡率も減少するという現象は，喫煙が肺がんの原因であるという説と矛盾しておらず，因果関係を支持する。

⑧ **関連の特異性**　ある要因が1つの疾患のみに関連している場合，これを特異性という。特異性が高ければ，その要因に曝露していない集団ではその疾患の発生が少ない。ただし，疾患の原因が複数ある場合には特異性はそれほど高くないこともある。

⑨ **曝露停止の効果**　関連のみられた要因への曝露を停止あるいは減少させた場合に，疾患発生リスクが減少すれば，これも因果関係の存在を示唆することになる。生活習慣病については，大部分はこのような単純な因果関係ではなく，この条件を満たす関連は現実的にはあまり多くはない。

4. バイアス

疫学研究では，人間集団の現象を観察しそれを数値で表現する。また，それらの数値を組み合わせることによってさまざまな率，割合，比といった疫学的指標が得られる。このとき，観測された数値は「真の値」といっていいのだろうか。もし観測で得られた数値が真の値に近ければ，この観測は精度が高く正確であることになる。逆に観測値が真の値から離れるほど観測の精度が低く，データに基づく推測も不正確なものとなる。一般に観測値と真の値との差を誤差という。すなわち，誤差が小さいほどその観測は正確なものであるといえる。しかし，残念ながら私たちは真の値を知ることができない。1つの観測から知ることができるのは観測した値だけということになる。それでは，真の値がわからないのにどのようにして誤差を評価するのだろうか。私たちの手元には観測したデータしかないので，現実的には，観測した複数の数値から真の値に近いものを推定して，その推定値と個々の測定値との差をみることになる。その際には，誤差が一定の確率的な分布に従うといったモデルを想定することになる。

例えば，簡単な例として，ある物体の重さを測るとする。このとき真の重さをμ（ギリシャ文字でミューと読む），観測した値をY，誤差をeとおくと，1回の測定で得られる測定値Yは，

$$Y = \mu + e$$

と表される。なお，eはプラスの場合もマイナスの場合もある。通常，測定は複数回行われるので，複数のY，複数のeが存在するが，μは真の値であり1つしかない。しかしながら，測定値からμを知ることはできないので，例えば，この物体の重さの測定値が正規分布に従うと仮定すれば，μの代わりに複数の測定値から平均値を計算しこれをμの推定値とすることができる。このとき，eは平均値0，分散が一定の正規分布に従うと仮定することになる。この確率分布に従うeを偶然誤差という。何らかの測定器を用いて測る以上，測定値からこの偶然誤差をなくすことはできない。ただし，測定器の精度を上げることによって偶然誤差を小さくすることはできる。疫学研究においても何らかの定量的な観察手段を用いるので，同様のことがいえる。

一方，上記の例でいえば，μは「真の値」で，測定値（Y）の平均値は「真の値の推定値」である。このとき，「真の値」と「真の値の推定値」との間にも差が生じる可能性があり，この差も誤差の一種である。この誤差は，一般に系統誤差とよばれ，偶然誤差と区別される。複数の観測値に関して，偶然誤差は真の値のプラス側にもマイナス側にもありうるが，系統誤差はプラス側かマイナス側かどちらか一方の方向にある。例えば，上記の物体の重さの測定では，測定器のゼロ点調整ができていなければ，系統誤差を生じることになる。疫学では，偶然誤差と系統誤差の両方を減らすことに努める必要がある。ただし，疫学調査において，一般に標本サ

イズを大きくしていけば偶然誤差の影響は次第に減少するが，系統誤差の影響は標本サイズとは無関係である。したがって，標本サイズが十分に大きい疫学研究では相対的に系統誤差の影響が大きくなり，実質的に系統誤差の有無が結果に強い影響を及ぼすことになる。

系統誤差はバイアスともよばれる。ただし，バイアスというとき，系統誤差の原因となる要因のことを指す場合もある。以下では，バイアスを前者の意味で用いる。バイアスを生じさせる原因としてさまざまなものが知られており，それぞれその原因に応じて名称がつけられているが，ここでは，疫学における代表的なバイアスとして，選択バイアスと情報バイアスについて主なものを取り上げる。

1）選択バイアス

選択バイアスとは，研究対象者を選択する過程で，母集団から偏った集団を抽出したことにより生じるバイアスである。例えば，疾患と要因との関係が研究対象者に選ばれた集団と選ばれなかった集団とで異なっている，あるいは，研究対象者として選ばれた集団が母集団全体を正しく反映していない場合などである。ただし，通常，選ばれなかった集団については何も観察していないので，選択バイアスの存在を観察結果から確かめることはできない。このような場合は，推測に基づいて選択バイアスの有無を判断することになる。選択バイアスには以下に示すようなものがある。

（1）不参加（参加）バイアス

研究対象者は，通常母集団の中から選ばれるが，研究に参加するかどうかは対象者の意思に任される。このとき，対象者が何らかの理由で参加を希望しない場合がある。例えば，ある要因の疾患への影響を調べる際，その要因に曝露していない人は，曝露した人に比べて参加に消極的かもしれない。逆に曝露した人は積極的に参加する可能性がある。この場合，参加しない人に曝露しない人が多くなり，疾患との関連性が正確ではなくなる。あるいは，健康診査の受診者を対象にして喫煙状況を調査した場合，健康意識の高い人が積極的に健康診査を受ける傾向があるとすれば，この集団の喫煙率は一般集団よりも低い可能性がある。

（2）除外バイアス

除外バイアスは，研究者が対象者の選択基準を設定する際に，群によって異なる基準を適用する場合に生じる。例えば，ある薬剤を使用している患者を除外するとした場合に，一方の群にはこれを適用し，もう一方の群ではこれを確認せずに除外基準としなかった場合などである。

(3) 健康労働者効果

労働者の健康に関する調査において，特定の職種の労働者の死亡率や罹患率を一般集団の死亡率や罹患率と比較する場合に，その職種の集団が全体として一般の集団よりも健康状態が良い場合がある。したがって，この２群を直接比較すると，両群の差が労働内容（何らかの職業性曝露）によるものか，もともとの健康状態によるものかがわからなくなる。

2) 情報バイアス

情報バイアスとは，測定やデータの収集方法が不正確であるか，または誤っているために生じるバイアスである。情報バイアスには以下に示すようなものがある。

(1) 誤 分 類

誤分類には，原因の誤分類と結果の誤分類がある。前者は，ある要因に曝露した群と非曝露群とに分ける際に，本当は曝露しているのに非曝露群に分類されることもあれば，その逆もありうる。この原因としては，対象者が自分の曝露を記憶していないことや間違って記憶している場合などがある。いずれにしても過去のことを対象者に尋ねる場合にはこのような誤分類が発生する可能性がある。これは後述する思い出しバイアスでもある。一方，後者は，疾患の有無で対象者を分類する際に，その疾患の診断に用いる基準の不正確さや過去の記録の不正確さなどが原因となる。また，このような誤分類は，２群に分けた場合のどちらにも同じ確率で発生する場合もあれば，どちらか一方の群に選択的に発生する場合がある。例えば，疾患にかかっている人のほうがその原因となる要因に曝露したことをよく覚えている場合などがこれにあたる。これも後述する思い出しバイアスに該当する。

(2) サーベイランスバイアス

特定の集団を一定期間観察する場合に，他の集団に比べて疾患の有無を念入りに確認することがある。この場合，その特定の集団のほうが他の集団に比べて疾患の発見率が高くなる可能性がある。このようなバイアスはサーベイランスバイアスとよばれる。例えば，薬剤副作用の有無について，ある薬剤の投与歴がある疾患発生と関係があるかどうかを調査する際，医師がその薬剤投与歴がある人に対して投与歴のない人に比べてより入念に診察していれば，その疾患の発見率が高くなる可能性がある。これにより，薬剤投与歴とその疾患の発生に関連があるようにみえることがある。

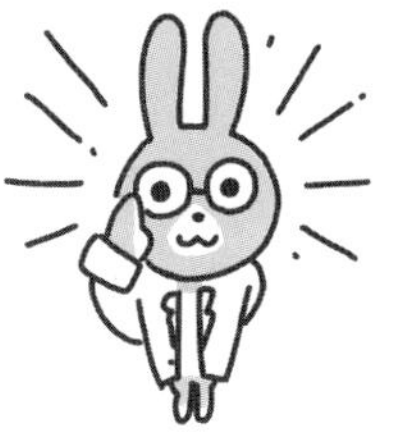

（3）思い出しバイアス

疾患にかかっている対象者に，過去の曝露歴を尋ねた場合に，疾患にかかっていない対象者に比べて過去の曝露をよく覚えていることがある。これによるバイアスを思い出しバイアスという。この場合は，症例群において要因曝露と疾患との関連が対照群（非症例群）より強く現れる可能性がある。また，これに関連して，自分が曝露したことを覚えていたとしても何らかの理由でその事実を意図的に申告しない場合もある。これは特に報告バイアスとよばれることがある。

（4）面接バイアス

面接調査の際に，面接者が特定の質問に関して先入観をもって質問することによって特定の偏りをもった回答を誘導することがある。これを面接バイアスという。対象者が高齢者や子どもの場合に家族などの代理の人に質問することによって，その人たちの思い込みや記憶違いなどが回答に混ざることもこのバイアスの一例である。

3）バイアスへの対処

バイアスへの唯一の対処方法は，バイアスがなるべく小さくなるように計画の段階であらかじめ研究をよくデザインすることである。すべての疫学研究（または疫学調査）には目的があるので，その目的に応じて以下のような視点で研究計画を検討すべきである。

（1）研究対象者の選択

研究対象者が目的とする母集団を代表していることが重要であり，そのためには，研究対象者の選択基準や除外基準，標本抽出（サンプリング）の方法などを明確にしなければならない。もし研究対象者に求める何らかの特性がある場合には，その特性の定義も明確にしておく必要がある。

（2）測定方法

観察者，観察手段，観察の対象者にバイアスの原因が存在する場合には，観察方法の標準化，観察者のトレーニング，観察手段の改善などが対処方法となる。もし観察が何らかの測定器を使って行われる場合は，測定器の自動化や定期的な調整などが重要である。また，疫学の介入研究でしばしば用いられる方法として，研究者にも対象者にもその対象者が介入群か非介入群かわからないようにして観測するという方法がある。これは二重盲検法とよばれる。この方法では，たとえ何らかのバイアスが発生するとしてもその影響は両群でほぼ等しくなる。

（3）バイアスの評価

疫学研究では，バイアスを完全になくすことは困難である。しかし，結果に影響を与える可能性のあるバイアスについて，その種類によっては関連する情報を収集することは可能である。例えば，面接調査によるバイアスが生じる可能性があれば，対象者の一部については質問調査と面接調査の両方を行い，回答が一致するかどうか調べる。あるいは，過去の記憶があいまいな対象者がいるようであれば，記憶が確かかどうかという質問も含めれば，記憶の正確さによる違いをある程度評価することができる。

5. 交　絡

1）交絡とは何か

測定値の２変数間に関連がある場合に，第３の変数が関係していることがある。まず，要因Aと疾患Bとの間に関連がみられたとする。また，別の要因CがこのAとBに関係しているとする。このとき，要因A，疾患B，要因Cに関して以下の条件を満たすとき，要因Cを交絡因子という。

- **条件１**：要因Cは疾患Bの原因（または危険因子）であることがわかっている。
- **条件２**：要因Aと要因Cとの間に関連がある。
- **条件３**：要因Cは要因Aと疾患Bの因果関係の間に介在する中間因子ではない。

例えば，喫煙（要因C）が肺がん（疾患B）の原因となることはわかっている。また，喫煙者の中に習慣的に飲酒（要因A）する者が多いとする。この場合，喫煙と飲酒との間には因果関係はない。飲酒と肺がんの関係だけをみれば統計学的な関連があるが，この関連は交絡因子である喫煙によって生じたものである（図２-３）。一般に，要因Aと疾患Bに関連が観察されたときには，少なくともそれが因果関係によるものか，交絡によるものなのかを見極める必要がある。

一方，要因Aと疾患Bの間に要因Cが介在しており，要因Aが要因Cの原因であり，かつ要因Cが疾患Bの原因になっている場合，要因Aと疾患Bの関連は間接的な因果関係によるものである。この場合，上記の条件３を満たさないので，要因Cは交絡因子ではない（図２-４）。

例えば，食塩過剰摂取（要因A）が高血圧（要因C）を引き起こし，高血圧が心疾患（疾患B）を引き起こしたとすれば，食塩過剰摂取と心疾患との関連は，高血圧を介した因果関係になる。

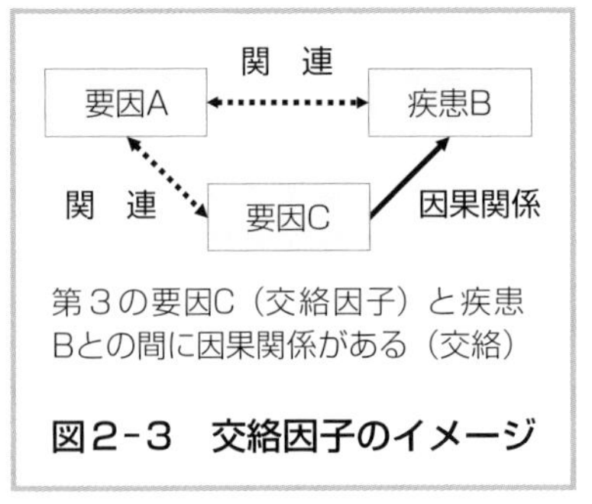

第３の要因C（交絡因子）と疾患Bとの間に因果関係がある（交絡）

図2-3　交絡因子のイメージ

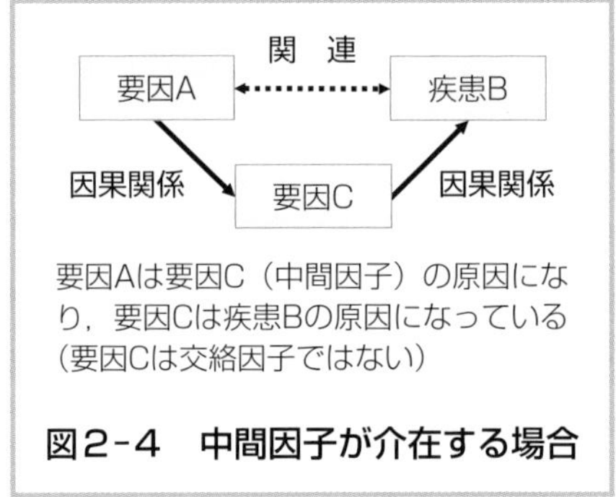

要因Aは要因C（中間因子）の原因になり，要因Cは疾患Bの原因になっている（要因Cは交絡因子ではない）

図2-4　中間因子が介在する場合

要因曝露の違いによって群間比較をしようとする際に，比較する群間で曝露要因以外の条件が異なっている場合で，かつそれらの曝露要因以外の条件が疾患と関連する場合に交絡という現象が生じる。このような場合に，交絡をバイアスに含めることもあるが，本質的には交絡は研究によって説明されるべき現象で，交絡因子に関するデータがあれば解析段階でも制御できる点で，先に説明した選択バイアスや情報バイアスとは異なる。

交絡の存在は，結果の解釈を難しくすることにつながるが，必ずしもマイナス面ばかりではない。例えば，疾患の危険因子が不明である場合に，要因Aと疾患Bの間に関連が認められれば，交絡因子Cの存在が不明であっても，要因Aを使って疾患Bのスクリーニングに使える可能性がある。

2）交絡への対処

交絡への対応は，研究デザインの段階，データ解析の段階でそれぞれ可能である。

研究デザインの段階では，主に３つの方法がある。第１は，交絡因子と思われる要因に関してマッチングをするという方法である。比較する２つの群の間で，交絡因子に関する分布が同じになるように対象者を選ぶことである。例えば，症例対照研究において要因曝露と疾患の間の関連をみようとする場合，年齢が交絡因子になる可能性があれば，研究デザインの段階で症例群と対照群の年齢をそろえる。その上で曝露と疾患に関連があれば，年齢の違いによる関連の可能性は最初から除外できる。第２は，交絡因子になりうる要因について同じ値になるように対象者を限定することである。交絡因子の値が対象者ですべて同じならば，交絡因子が観察結果に影響を与えることはない。すなわち，少なくともその交絡因子に関しては確実に交絡を防ぐことができる。第３は，臨床試験では，治療方法を割り当てる群をランダム化することによって，治療以外の条件を群間で平均的に等しくすることができる。これにより未知の交絡因子を含めて交絡の影響を少なくすることができる。

データ解析の段階では，主に２つの方法がある。第１は，交絡因子のレベル別に分析をする方法で，層化とよばれる。例えば，上記の例で，要因曝露と疾患の間に関連がみられたとき，年齢が交絡因子になる可能性があれば，年齢階級別に対象者を分けて，それぞれの年齢階級で曝露と疾患との関係をみれば，年齢階級の幅にもよるが年齢の影響はある程度は除去される。第２は，多変量解析による方法である。交絡因子として複数の要因が考えられる場合，これらを層化によって同時に対処しようとすると，変数どうしの多数の組み合わせが必要になり，対象者数が細分化されて各層の対象者数が少なくなり，有用な情報が得られないかもしれない。これに対して，多変量解析では，効率的に複数の変数を制御できる。例えば，重回帰分析において，説明変数に交絡因子を加えることによって，得られる各偏回帰係数はそれぞれ他の説明変数の影響を除外したものとなる。ただし，重回帰モデルのあてはまりがよくない場合，層化による分析のほうが正しい結論が得られることもあるので注意が必要である。

column

タバコと肺がん

1950年代に行われたドールとヒルの研究による肺がんのタバコ原因説は，当時の多くの学者によって反論を受けた。反対した学者の中には，統計学者としてすでに多くの業績を上げていた著名なフィッシャーもいた。両者の論争は，1950年代にしばらく続いたが，最終的にはその後の多くの研究によって喫煙が肺がんの原因の１つになることが科学的に明らかになっていった。フィッシャーの主張で唯一正しかったことは，統計的関連だけでは因果関係を示したことにはならないという点であった。

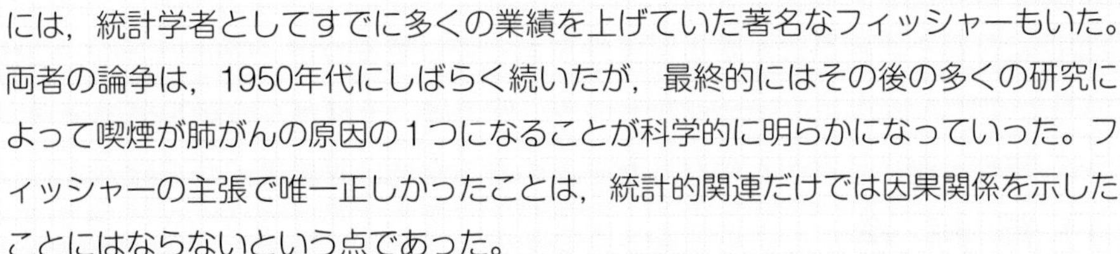

上記の論争を経た後に，ヒルは因果関係の判断基準の原型となるリストをつくった。しかし，疫学では，どのような研究であってもバイアスの影響を完全に避けることはできない。したがって，ヒルがつくったリストは，疫学において因果関係を証明するためのチェックリストではない。ヒルが提示した基準の中で，唯一因果関係の必要条件として確実なのは時間関係だけで，その他の点には不確実な要素を多く含む。しかし，疫学研究において因果関係の有無を判断するための視点としてヒルがあげたリストが重要であることは間違いない。

第3章　指　　標

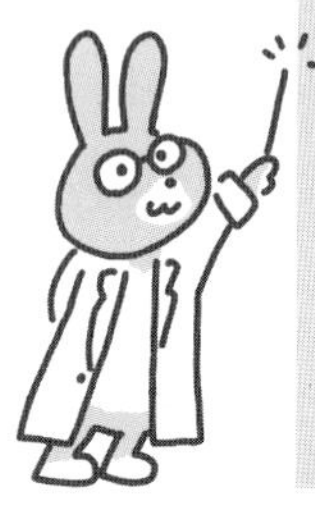

対象集団における健康事象（疾病の発症，死亡，治癒など）の発生状況を表す指標として，有病率，罹患率，累積罹患率，死亡率，致命率などを用いる。
集団間の死亡状況を比較する際には，各集団の年齢構成の違いによる影響を調整した年齢調整死亡率を用いることが多い。
曝露の有無によって健康事象の発生状況がどれだけ異なるかを示すには，比で表す相対危険，差で表す寄与危険が用いられる。
スクリーニングの性能は，敏感度と特異度で評価する。
スクリーニングの結果がどの程度当たっているかは，陽性反応的中度と陰性反応的中度で評価する。その的中度は，集団の有病率に左右される。

1．疾病・死亡頻度，年齢調整死亡率

疫学では，集団における健康事象（病気をもっている，病気にかかる，治る，死亡するなど）の発生状況を集約した指標を求める。ある一時点で起こっている状況を評価するのか，一定の期間を考慮して評価するのか，目的により用いる指標が変わる。

1）疾病頻度の指標

集団の中で疾病がどれくらい広がっているかを示す指標として，有病率，罹患率，累積罹患率などが用いられる。このような疾病頻度の指標を計算する際には，対象集団は今後その疾患にかかる可能性がある者に限るのが一般的である。これを**危険曝露人口**（population at risk）という。例えば，子宮がんの新規罹患を考える際には，男性や既に子宮がんになったことのある女性は対象集団から除外する。

（1）有　病　率

有病率は，ある一時点において，集団の中で有病者（病気をもっている者）がどれくらいいるかを示す指標である。すなわち，観察時点の対象者の人数のうち，疾病を有している者の割合として表される。「疾患Aの有病率は○○％」というように，百分率（％）で表すことが多い。

$$\text{有病率} = \frac{\text{観察時の有病者数}}{\text{観察時の人数}}$$

（2）罹　患　率

罹患率は，一定期間中にどれくらい疾病の罹患（病気にかかること）が発生したかどうかを示す指標である。すなわち，罹患率は対象集団における疾病発生の速度を表すものである。ある集団を追跡調査する際には，疾患と関係のない死亡や引越しなどのために途中で追跡不能になったり（これを「打ち切り」や「脱落」とよぶ），集団に途中加入する者がいたりするなど，さまざまな原因で対象者ごとに観察期間が異なることが多い。そこで，罹患率を計算する際には，対象者の総観察期間を「人年」という単位で分母にとる人年法という方法が用いられる。「疾患Aの罹患率は10万人年当たり○○人」というように記されるが，これは「1年間で10万人当たり○○人が疾患Aに罹患する」という意味である。

$$罹患率 = \frac{観察期間内の罹患者数}{集団全体の観察期間の合計}$$

問題3－1：有病率と罹患率の計算

図3－1は，5名を対象として5年間の観察期間にある疾患に罹患したかどうかを追跡調査した結果を示したものである。図3－1の意味するところは以下のとおりである。

A氏は3年間観察された時点で対象疾患に罹患し，観察終了時点まで疾患を有した状態であった。B氏は2年間観察された時点で罹患し，その1年後に死亡した。C氏は観察開始から1年後に集団に加入し，その後4年間観察されたが，疾患に罹患しなかった。D氏は2年間観察されたが転居して追跡不能となった。E氏は集団に途中加入後2年間追跡されたが，疾患とは関係のない原因で死亡した。

この集団について，① 観察4年目時点の有病率と，② 5年間の観察期間全体の罹患率をそれぞれ求めよ。

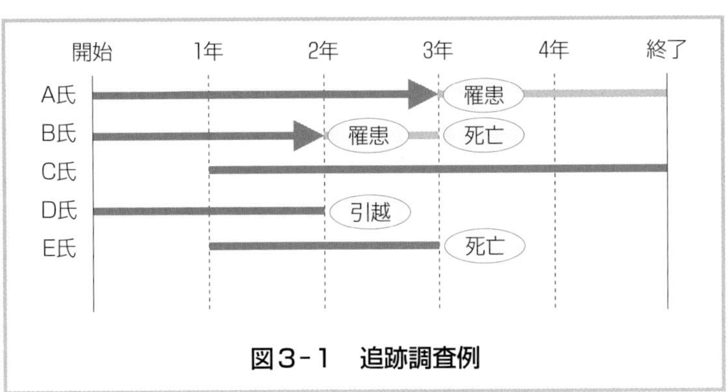

図3－1　追跡調査例

【答　え】

① **観察4年目時点の有病率**

4年目時点では，B氏とE氏が既に死亡，D氏が脱落しているため，観察できているのはA氏とC氏の2人である。そのうちA氏が有病者であるため，4年目時点の有病率は 1 ÷ 2 = 0.5 = 50%となる。

$$4年目時点の有病率 = \frac{1}{2} = 50\%$$

② **5年間の観察期間全体の罹患率**

総観察人年として，疾患に罹患または脱落するまでの各対象者の追跡年数を足し合わせる。A氏は罹患するまでに3年間追跡されたので，3人年の観察期間である。同様にB氏は2人年，C氏は4人年，D氏は2人年，E氏は2人年となる。これらをすべて足し合わせた13人年が総観察期間である。追跡期間中に当該疾患に罹患したのはA氏とB氏の2名であるため，これを分子にとって，2人/13人年が罹患率となる。これは「1年間に13人中2人が罹患する」という意味である。一般的には，理解しやすいようにきりのよい数字に分母をそろえて示す。例えば分母を1,000 として，「年間1,000人当たり約153.8人が罹患する」という解釈になる。集団の規模が大きい場合，年間10万人当たりまたは年間100万人当たりにそろえることが多い。

$$期間全体の罹患率 = \frac{2}{3+2+4+2+2} = 2人/13人年 \fallingdotseq 153.8/1{,}000人年$$

(3) 累積罹患率

累積罹患率は，対象集団において一定期間内に疾患を罹患した人の割合である。観察開始時点の対象者を観察終了または罹患時まで追跡し，罹患した人数の割合を算出したものである。脱落があった場合は対象から除外するため，対象者の人数が少なく脱落が多い場合は結果に偏りが生じる可能性がある。対象者の数が非常に多く脱落を無視できる場合や，全対象者の追跡期間がほぼ同じ場合には，罹患率の代わりに使用できる。「疾患Aの10年間の累積罹患率は○○%」というように，百分率（%）で表すことが多い。

$$累積罹患率 = \frac{観察期間内の罹患者数}{集団の観察開始時点の人数}$$

2）死亡頻度の指標

死亡の発生状況を表す指標としては，死亡率，致命率などが使用される。

（1）死　亡　率

死亡率は，罹患率と同じ考え方で求められる指標であり，「罹患」を「死亡」に置き換えたものである。罹患率と同様，人年法を用いて算出する。

$$\text{死亡率} = \frac{\text{観察期間内の死亡者数}}{\text{観察集団全員の観察期間の合計}}$$

（2）致命率（致死率）

致命率は，ある疾患に罹患した者のうち，一定期間内にその疾患が原因で死亡した者の割合である。すなわち，もしその疾患にかかった場合にどのくらい死に至る危険性があるかを示す指標である。有病率などと同じく，百分率（%）で表すことが多い。

$$\text{致命率} = \frac{\text{当該疾患による死亡者数}}{\text{当該疾患の罹患者数}}$$

3）年齢調整死亡率

地域間，もしくは経年的に集団の死亡状況を比較する際には，比較する集団の年齢構成の違いが問題になることが多い。例えば，ある疾病の死亡率を国別に比較しようとしても，一般に高齢者が多い国ほど死亡率が高く出てしまい，単純な比較が難しくなる。そこで，ある基準集団を設定して，年齢構成の異なる集団どうしを比較する「年齢調整」とよばれる方法が用いられる。

（1）粗 死 亡 率

粗死亡率は，1年間の人口当たりの死亡数で表される。1万人当たり，もしくは10万人当たりで示されることが多い。図3-2（A）は，日本の全死因の粗死亡率の推移である。第2次世界大戦後，いったん低下傾向であったが，昭和50年代半ば頃から上昇し続けている。これは，わが国の衛生状態が悪化しているわけではなく，高齢化が進んでいることの影響が大きい。

（2）年齢調整死亡率

そこで，人口の経時的な年齢構成の変化の影響を取り除いた指標を用いる必要がある。年齢構成の影響を調整した年齢調整死亡率を図示したのが図3-2（B）である。年齢構成の影響が取り除かれれば，日本人の死亡率は戦後ほぼ一方的に下がり続けていることがわかる。年齢調整の方法には直接法と間接法が存在する。ここではそれぞれの方法を，具体例をもとに解説する。

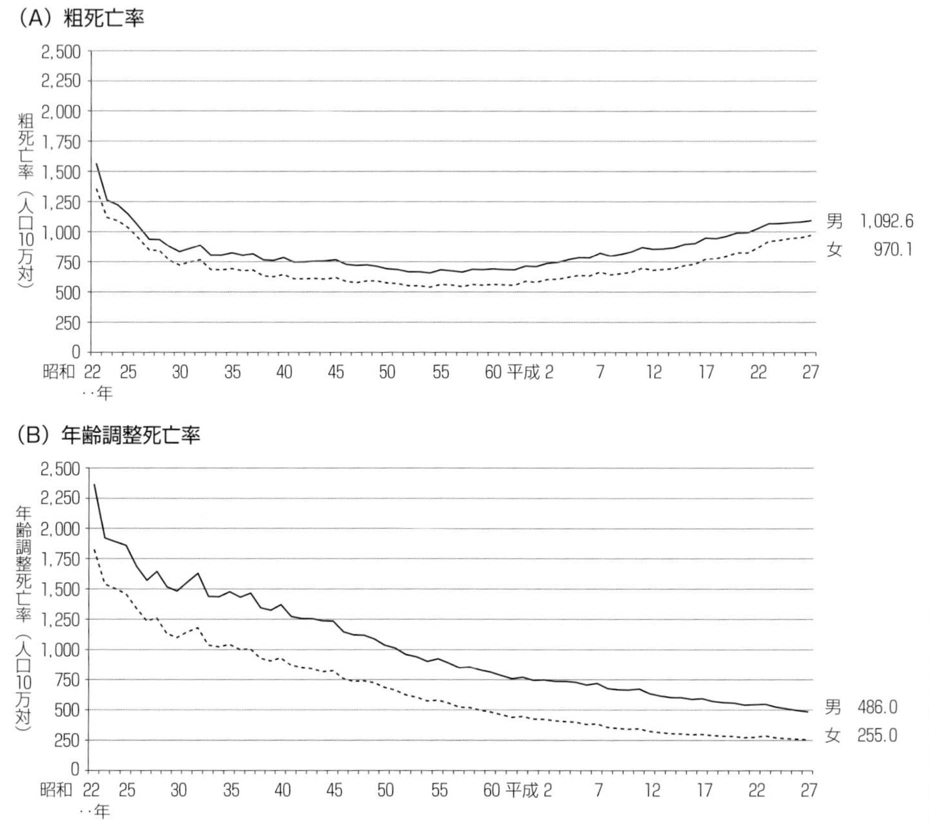

(A) 粗死亡率

粗死亡率（人口10万対）

2,500 / 2,250 / 2,000 / 1,750 / 1,500 / 1,250 / 1,000 / 750 / 500 / 250 / 0

昭和22 25 30 35 40 45 50 55 60 平成2 7 12 17 22 27 年

男 1,092.6

女 970.1

(B) 年齢調整死亡率

年齢調整死亡率（人口10万対）

2,500 / 2,250 / 2,000 / 1,750 / 1,500 / 1,250 / 1,000 / 750 / 500 / 250 / 0

昭和22 25 30 35 40 45 50 55 60 平成2 7 12 17 22 27 年

男 486.0

女 255.0

図3-2　わが国の粗死亡率と年齢調整死亡率の推移（全死因）

出典）厚生労働省：平成29年度人口動態統計特殊報告，2017.

問題3-2：直接法による年齢調整

表3-1は人口10万人のA市の年齢階級ごとの人口と死亡者数を示した仮想データである。表3-2に示した基準集団の人口構成を用いて，直接法によるA市の年齢調整死亡率（人口10万人対）を計算せよ。

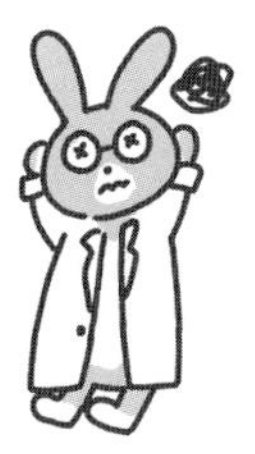

表3-1　A市の年齢階級別人口および死亡者数

年齢階級	人口（人）	死亡数（人）
0～14歳	30,000	900
15～64歳	60,000	600
65歳以上	10,000	1,000
合　計	100,000	2,500

表3-2　基準集団の年齢階級別人口

年齢階級	人口（人）
0～14歳	40,000
15～64歳	140,000
65歳以上	20,000
合　計	200,000

【答　え】 観察集団の年齢階級別死亡率が基準集団の人口構成で起きた場合，集団全体の死亡率がどうなるかを求めるのが直接法による年齢調整の考え方である。いいかえれば，観察集団の状況を基準集団にあてはめるという方法である。一般に，特別に断り書きがなければ年齢調整は直接法によるものである。直接法による年齢調整率の計算式は，以下のとおりである。

$$\text{年齢調整死亡率（人口10万人対）} = \frac{\text{（観察集団の年齢階級別死亡率} \times \text{基準集団の年齢階級別人口）の各年齢階級の合計}}{\text{基準集団の総人口}} \times 100,000$$

ただし，この式は特に覚えておく必要はなく，以下の手順のとおりに計算を進めていけばよい。

● 手順1…観察集団の年齢階級別死亡率を計算する

まず，観察集団であるA市の各年齢階級の死亡率（死亡数を人口で割ったもの）を計算する。

$$\text{A市の0～14歳の死亡率} = \frac{900}{30,000} = 0.03$$

$$\text{A市の15～64歳の死亡率} = \frac{600}{60,000} = 0.01$$

$$\text{A市の65歳以上の死亡率} = \frac{1,000}{10,000} = 0.1$$

● 手順2…基準集団の年齢階級別に期待死亡数を計算する

次に，市の年齢階級ごとの死亡状況と同じことが基準集団内で起こったらどうなるかを考える。すなわち，基準集団の年齢階級ごとに期待死亡数（人口×手順1で計算した死亡率）を計算する。

基準集団の0～14歳の期待死亡数 $= 40,000 \times 0.03 = 1,200$

基準集団の15～64歳の期待死亡数 $= 140,000 \times 0.01 = 1,400$

基準集団の65歳以上の期待死亡数 $= 20,000 \times 0.1 = 2,000$

● 手順3…基準集団全体の期待死亡数を計算する

手順2で計算した，基準集団の年齢階級ごとの期待死亡数を合計する。

$$\text{基準集団全体の期待死亡数} = 1,200 + 1,400 + 2,000 = 4,600$$

これが年齢調整死亡率になる。ここでは，基準集団の総人口が20万人であるため，「1年間で人口20万人当たり4,600人が死亡する」という解釈になる。

● 手順4…人口10万人当たりの死亡数に単位をそろえる

年齢調整死亡率としては上で計算した値のままでもよいのだが，理解しやすいように人口1万人当たり，もしくは10万人当たりの死亡率で表すことが多い。ここでは，問題3-2の指示どおり人口10万人当たりの値に計算し直す。

$$\text{年齢調整死亡率（人口10万人対）} = \frac{4,600}{200,000} \times 100,000 = 2,300$$

すなわち，「1年間で人口10万人当たり2,300人が死亡する」という解釈になる。

以上が直接法による年齢調整死亡率の算出手順である。複数の観察集団のデータを同じ基準集団を用いて年齢調整すれば，地域比較が可能になる。基準集団のデータはどのような集団のデータでも（仮想データであっても）かまわないのだが，日本国内のデータであれば，基準集団として昭和60年モデル人口を用いるのが一般的である。

直接法は，観察集団の年齢階級別死亡率を計算する必要があるため，観察集団が小規模な場合には使用しにくいのが欠点である。実際には問題3-2のように年齢を大雑把に3区分するのではなく，5歳階級ごとに細分することが多い。そのため，観察集団の人口が少ないと，各年齢階級の人数が少なくなりすぎる可能性がある。

問題3-3：間接法による年齢調整

表3-3は人口2,000人のB村の年齢階級ごとの人口と全体の死亡者数を示した仮想データである（年齢階級別の死亡者数は不明とする）。表3-4に示した基準集団の年齢階級別の人口と死亡者数を用いて，間接法によるB村の**標準化死亡比**（standardized mortality ratio：SMR）を計算せよ。

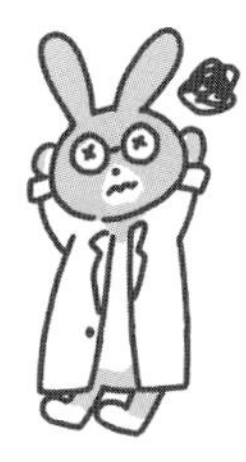

表3-3　B村の年齢階級別人口および総死亡者数

年齢階級	人口（人）	死亡数（人）
0～14歳	500	?
15～64歳	700	?
65歳以上	800	?
合　計	2,000	20

表3-4　基準集団の年齢階級別人口および死亡者数

年齢階級	人口（人）	死亡数（人）
0～14歳	200,000	600
15～64歳	700,000	700
65歳以上	100,000	500
合　計	1000,000	1,800

【答　え】

基準集団の年齢階級別死亡率が観察集団の人口構成で起きたとした場合の期待死亡数を求め，観察集団の実際の死亡数との比（＝標準化死亡比：SMR）を求めるのが間接法による年齢調整の考え方である。いいかえれば，基準集団の状況を観察集団にあてはめるという方法である。間接法によるSMRの計算式は以下のとおりである。

$$\mathrm{SMR} = \frac{\text{観察集団の総死亡数}}{\text{（基準集団の年齢階級別死亡率} \times \text{観察集団の年齢階級別人口）の各年齢階級の合計}} \times 100$$

ここでも，以下の手順のとおりに計算を進めていく。

● 手順1…基準集団の年齢階級別死亡率を計算する

直接法とは逆に，間接法では基準集団の各年齢階級の死亡率（死亡数を人口で割ったもの）を計算する。

$$\text{基準集団の0～14歳の死亡率} = \frac{600}{200{,}000} = 0.003$$

$$\text{基準集団の15～64歳の死亡率} = \frac{700}{700{,}000} = 0.001$$

$$\text{基準集団の65歳以上の死亡率} = \frac{500}{100{,}000} = 0.005$$

● 手順2…観察集団の年齢階級別に期待死亡数を計算する

次に，基準集団の年齢階級ごとの死亡状況と同じことが観察集団であるB村で起こったらどうなるかを考える。すなわち，観察集団の年齢階級ごとに期待死亡数（人口 × 手順1で計算した死亡率）を計算する。

B村の0～14歳の期待死亡数 ＝ 500 × 0.003 ＝ 1.5

B村の15～64歳の期待死亡数 ＝ 700 × 0.001 ＝ 0.7

B村の65歳以上の期待死亡数 ＝ 800 × 0.005 ＝ 4

● **手順3…観察集団全体の期待死亡数を計算する**

手順2で計算した，B村の年齢階級ごとの期待死亡数を合計する。

B村全体の期待死亡数 $= 1.5 + 0.7 + 4 = 6.2$

すなわち，基準集団で起こったことがもしB村でも起こったとしたら，合計で6.2人死亡していたはず，ということになる。

● **手順4…SMRを計算する**

ここで，手順3で計算した期待死亡数と，B村で実際に死亡した総数とを比較してみる。基準集団で起こったことがもしB村でも起こったとしたら，合計で6.2人死亡していたはずなのに，実際にはB村では20人が死亡していた，ということになる。SMRは，基準集団をもとに計算した期待死亡数を 100 とした場合の観察集団の実際の死亡状況の値である。すなわち，6.2人を 100 としたら，20人はいくつにあたるかを計算すればよい。

$$\mathrm{SMR} = \frac{20}{6.2} \times 100 \fallingdotseq 322.6$$

以上が間接法によるSMRの算出手順である。「基準集団の死亡状況を 100 とすれば，B村の死亡状況は 322.6 にあたる」という解釈になる。同じ基準集団を用いて複数の観察集団のデータからSMRを計算すれば，地域比較が可能になる。SMRは都道府県別の死亡状況を比較する際などによく用いられる。この場合，基準集団として日本全国の死亡状況を利用することが多い。このように，間接法による年齢調整は，観察集団の年齢階級別死亡率を計算する必要がないため（ただし総死亡数のデータは必要），観察集団の人口が比較的小規模であっても使用することができる。

2. 曝露効果の測定

疫学では，ある要因が健康事象の発生と関連があるかどうかを検討し，関連の大きさを表す指標を計算する。

1）曝露とアウトカム

対象とする健康事象が起こる原因と推定される要因を有していることを**曝露**という。また，対象とする健康事象のことを特に**アウトカム**という。例えば，喫煙と肺がんとの関連を調査したいとすれば，喫煙していることが曝露，肺がんへの罹患がアウトカムとなる。

曝露のアウトカム発生への影響の大きさを示す指標は大きく分けて，比で表す相対危険と，差で表す寄与危険がある。なお，相対危険や寄与危険は累積罹患率や罹患率を用いて算出するが，ここでは理解が容易な累積罹患率を使用して解説する。

表3-5はある要因に曝露しているグループ（曝露群）と曝露していないグループ（非曝露群）のアウトカム発生状況を2 × 2のクロス表にまとめたものである。A～Dはそれぞれの人数を示す（以下，相対危険および寄与危険の解説中の式にあるA～Dは表3-5による）。

表3-5　要因への曝露状況とアウトカム発生状況のクロス表

		アウトカム発生		計
		あり	なし	
曝　露	あり（曝露群）	A	B	A + B
	なし（非曝露群）	C	D	C + D
計		A + C	B + D	A + B + C + D

2）相対危険

曝露のアウトカム発生への影響を比で表す相対危険の指標として，相対危険度（リスク比）やオッズ比が使われる。曝露が各個人にどれくらい強い影響を与えるかを検討する際に重要な指標である。

（1）相対危険度（リスク比）

相対危険度は，曝露群の累積罹患率（または罹患率）と非曝露群の累積罹患率（または罹患率）との比で表される。「曝露群は非曝露群の何倍アウトカムが発生しやすいか」，または「曝露があるとアウトカムが発生する可能性が何倍になるか」を示す指標である。累積罹患率の比で表した場合は累積罹患率比，罹患率の比で表した場合は罹患率比とよぶこともある。

$$\text{相対危険度} = \frac{\text{曝露群の累積罹患率}}{\text{非曝露群の累積罹患率}} = \frac{\dfrac{A}{(A + B)}}{\dfrac{C}{(C + D)}}$$

（2）オッズ比

症例対照研究（第4章参照）などの研究デザインでは，相対危険度が算出できない。そのような場合に，オッズ比を相対危険度の代わりの指標として用いる。オッズとは，ある事象が起こる確率をpとしたとき，pと（$1 - p$）との比のことである。疾病ありのグループの曝露のオッズと，疾病なしのグループの曝露のオッズの比がオッズ比になる。疾病発生頻度がまれである場合には，オッズ比は相対危険度の近似値になることが知られている。

$$\text{オッズ比} = \frac{\frac{A}{C}}{\frac{B}{D}}$$

3）寄与危険

寄与危険は，曝露のアウトカム発生への影響を差で表す指標である。曝露が集団に与える影響の大きさを表すため，保健医療政策において重要な指標である。

（1）寄与危険度（リスク差）

寄与危険度は，曝露群の累積罹患率（または罹患率）と非曝露群の累積罹患率（または罹患率）との差で表される。「曝露群は非曝露群よりどれくらいアウトカム発生が多いか（少ないか）」，または「曝露群において曝露が原因でアウトカムがどれくらい増えたか（減ったか）」を示す指標である。

$$\text{寄与危険度} = \text{曝露群の累積罹患率} - \text{非曝露群の累積罹患率} = \frac{A}{A+B} - \frac{C}{C+D}$$

column

ハザード比

相対危険度，オッズ比のほかに，相対危険を表す指標として，**ハザード比**がある。ハザード比も他の指標と同じく，曝露群と非曝露群のアウトカム発生状況の比をとったものである。対象者を追跡してアウトカム発生を評価する際，アウトカムが発生したかどうかだけではなく，アウトカム発生までの経過時間も重要であることがある。追跡期間中のどの時点でアウトカムが発生したかといった時間情報を組み込んだ分析を，生存時間分析という。生存時間分析の手法の1つに，コックスの比例ハザードモデルを用いた分析がある。ある瞬間にアウトカムが発生する確率のことをハザードといい，曝露群と非曝露群のハザードの比をとったものがハザード比である。ハザード比は，コックスの比例ハザードモデルを用いた解析を行った場合に特別に用いられる指標である。

（2）寄与危険割合

上記の寄与危険度を用いた指標として，寄与危険割合がある。寄与危険割合は，寄与危険度を曝露群の累積罹患率（または罹患率）で割ったものである。「曝露群のアウトカム発生のうち，曝露が原因なのは何%か」を示す指標である。

$$寄与危険割合 = \frac{寄与危険度}{曝露群の累積罹患率} = \frac{\frac{A}{A+B} - \frac{C}{C+D}}{\frac{A}{A+B}}$$

（3）集団寄与危険度

実際の集団は，曝露群と非曝露群が混在しており，その構成割合は集団によってさまざまである。個人レベルで曝露のアウトカム発生への影響が大きかったとしても，曝露群がほとんどいないような集団では，集団全体に対する曝露の影響は小さくなる。例えば，個人レベルでは多量飲酒の習慣があると肝臓がんになるリスクが10倍になることがわかっていたとする。しかし，地域住民の 0.01%しか多量飲酒の習慣がある者がいないのであれば，その地域全体としては多量飲酒が肝臓がん発症に与える影響は小さいことになる。曝露の集団全体への影響を評価する指標として，集団寄与危険度と後述の集団寄与危険割合がある。これら２つの指標は，集団における疾病対策を論じる際に重要な指標となる。

集団寄与危険度は，集団全体の累積罹患率（または罹患率）と非曝露群の累積罹患率（または罹患率）との差で表される。「集団全体の中で曝露が原因でアウトカムがどれくらい増えたか（減ったか）」を示す指標である。

$$\begin{aligned} 集団寄与危険度 &= 集団全体の累積罹患率 - 非曝露群の累積罹患率 \\ &= \frac{A+C}{A+B+C+D} - \frac{C}{C+D} \end{aligned}$$

（4）集団寄与危険割合

集団寄与危険割合は，上記の集団寄与危険度を集団全体の累積罹患率（または罹患率）で割ったものである。「集団全体のアウトカム発生のうち，曝露が原因なのは何%か」を示す指標である。

$$集団寄与危険割合 = \frac{集団寄与危険度}{集団全体の累積罹患率} = \frac{\frac{A+C}{A+B+C+D} - \frac{C}{C+D}}{\frac{A+C}{A+B+C+D}}$$

問題3-4：曝露効果の指標の計算

表3-6は喫煙習慣別に肺がんの罹患状況を2 × 2のクロス表に表した仮想データである。ここでは，10,000人の集団（喫煙者2,000人，非喫煙者8,000人）のうち，全体で400人（4％）が肺がんに罹患した。喫煙習慣別にみると，喫煙者では2,000人中200人（10％）が，非喫煙者では8,000人中200人（2.5％）が肺がんに罹患した。

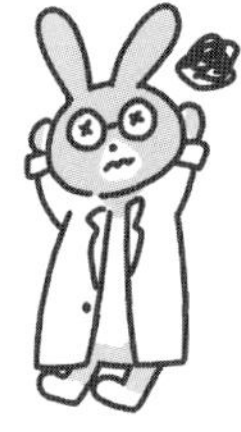

表3-6の数値を用い，① 相対危険度，② 寄与危険度，③ 寄与危険割合，④ 集団寄与危険度，⑤ 集団寄与危険割合をそれぞれ算出せよ。また，算出した各指標の解釈を述べよ。

表3-6　喫煙習慣と一定期間中の肺がん罹患の仮想データ

		肺がんの罹患（人）		計
		あり	なし	
喫煙習慣	あり	200	1,800	2,000
	なし	200	7,800	8,000
計		400	9,600	10,000

【答　え】

① 相対危険度

$$相対危険度 = \frac{\frac{200}{2,000}}{\frac{200}{8,000}} = 4$$

解釈：「喫煙者は肺がんになる危険性が4倍高い。」

② 寄与危険度

$$寄与危険度 = \frac{200}{2,000} - \frac{200}{8,000} = 0.075 = 7.5\%$$

解釈：「喫煙者の中では，喫煙が原因で 7.5％肺がん罹患が増えた。」もしくは「喫煙群では，もし喫煙がなければ1,000人当たり75人の肺がんを予防できた。」

③寄与危険割合

$$寄与危険割合 = \frac{\frac{200}{2,000} - \frac{200}{8,000}}{\frac{200}{2,000}} = 0.75 = 75\%$$

解釈：「喫煙群の肺がん罹患のうち 75%は喫煙が原因である。」もしくは「喫煙群の肺がん罹患者の100人中75人は喫煙のせいで肺がんになった。」

④ 集団寄与危険度

$$集団寄与危険度 = \frac{400}{10,000} - \frac{200}{8,000} = 0.015 = 1.5\%$$

解釈：「集団全体の中で，喫煙が原因で 1.5%肺がん罹患が増えた。」もしくは「集団全体で，もし喫煙がなければ1,000人当たり15人の肺がんを予防できた。」

⑤ 集団寄与危険割合

$$集団寄与危険割合 = \frac{\frac{400}{10,000} - \frac{200}{8,000}}{\frac{400}{10,000}} = 0.375 = 37.5\%$$

解釈：「集団全体の肺がん罹患のうち 37. 5 %は喫煙が原因である。」もしくは「集団全体の肺がん罹患者の100人中37.5人は喫煙のせいで肺がんになった。」

3．スクリーニング

スクリーニングは，対象とする疾病にかかっていると疑われる者を一定の検査項目によって「ふるい分け」するための検査である。スクリーニングの目的は，疾病の早期発見・早期治療，すなわち疾病の２次予防である。疾患の確定診断となる精密検査は一般的に侵襲が高く（対象者への負担が大きいこと），コストや時間もかかる。そこで，簡便で安価な検査によって精密検査に回す対象を絞り込むことで，効率的な２次予防を実現しようとするものである。

1）スクリーニングの適用条件

疾病のスクリーニング検査を行う際の適用条件については，1968年に発表されたウィルソン基準が原則とされてきた。その後この基準はブラッシュアップされ，2008年にWHO（世界保健機関）から表３-７の10項目が発表された。

表3-7　スクリーニング検査の主な実施要件

・検診プログラムは，明確なニーズに対応するものでなくてはならない。
・検診プログラムの目的が，当初から明示されていなくてはならない。
・対象とする集団が明確に決定されなくてはならない。
・検診プログラムの有効性を示す科学的エビデンスがなくてはならない。
・プログラムは，教育，検査，診療，プログラム管理を包括したものでなくてはならない。
・検診に伴うリスクを最小限にする手段を含む質保証がされなくてはならない。
・プログラムは，説明を受けた上での選択の権利，守秘性，自主性への配慮がされていなくてはならない。
・対象集団全員がプログラムに公平にアクセスできることを推進するものでなくてはならない。
・当初からプログラムの評価方法が計画されていなくてはならない。
・スクリーニングによる全体としての利得が害を上回るものでなくてはならない。

出典）Anne Andermann, et al.：Bull World Health Organ, 2008.

2）検査の性能

スクリーニング検査において疾患が疑われるかどうかを判断する基準となる検査値のことを，**カットオフ値**という。カットオフ値によって検査を受けた者を陽性（疾患を有すると判断した場合）と陰性（疾患がないと判断した場合）にふるい分ける。なお，カットオフ値より検査値が高い場合を陽性とするか，低い場合を陽性とするかは，疾病や検査によって異なる。

検査の結果，有病者が全員陽性となり，疾患のない者が全員陰性となるのが理想である。しかし，スクリーニングはあくまでもふるい分けのための簡便な検査であり，万能ではない。現実には疾患を有するにもかかわらず陰性と判定されたり，有病していなくても陽性と判定されたりすることがある。これらは表3-8のように２×２のクロス表にまとめられる。A～Dはそれぞれの人数を示す。

有病者のうち，検査で陽性の者を真陽性，陰性の者を偽陰性という。また，疾患のない者のうち，検査で陰性の者を真陰性，陽性の者を偽陽性という。すなわち，真陽性や真陰性が多く，偽陽性や偽陰性が少ないほど検査の性能が良いといえる。検査の性能を示す指標として，**敏感度**（感度）と**特異度**が用いられる。

表3-8　スクリーニング検査結果と疾患の有無との関係

		確定診断の判定		計
		疾患あり	疾患なし	
スクリーニング検査結果	陽性	A（真陽性）	B（偽陽性）	A＋B
	陰性	C（偽陰性）	D（真陰性）	C＋D
計		A＋C	B＋D	A＋B＋C＋D

（1）敏感度（感度）

疾患を有する者を検査で正しく陽性と判定する割合である。

$$敏感度 = \frac{A}{A + C}$$

（2）特　異　度

疾患のない者を検査で正しく陰性と判定する割合である。

「当たりを当たり
といえる性能」と
覚えましょう
「外れを外れとい
える性能」と覚え
ましょう

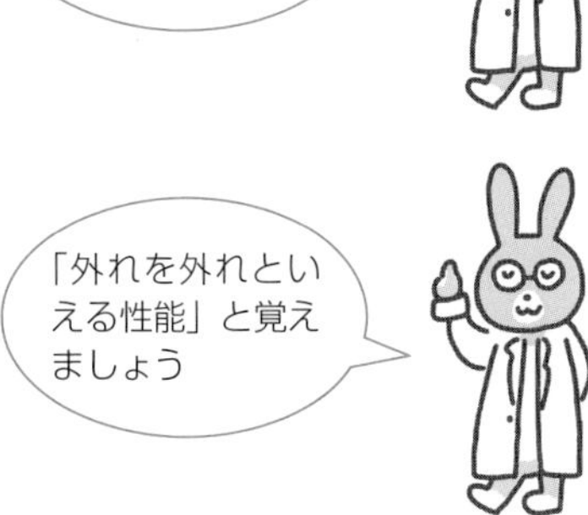

$$特異度 = \frac{D}{B + D}$$

（3）偽陽性率

疾患のない者を誤って陽性と判定してしまう割合である。**偽陽性率**と特異度を足すと 100％になる。すなわち，特異度が高い検査では偽陽性が生じにくいため，もし陽性となったら疾患を有する可能性が高いということになる。

$$偽陽性率 = \frac{B}{B + D} = 1 - 特異度$$

（4）偽陰性率

疾患を有する者を誤って陰性と判定してしまう割合である。すなわち，疾患を「見落としてしまう」割合である。**偽陰性率**と敏感度を足すと 100％になる。すなわち，敏感度が高い検査では偽陰性が生じにくいため，もし陰性となったら疾患を有する可能性が低いということになる。そのため，敏感度が高い検査は除外診断に有用である。

$$偽陰性率 = \frac{C}{A + C} = 1 - 敏感度$$

3）カットオフ値と検査の精度の関係

前述のように，スクリーニング検査では対象者をカットオフ値によって陽性と陰性とにふるい分ける。カットオフ値を変更することで，検査の性能である敏感度と特異度が変化する。

ここでは，カットオフ値より検査値が高い場合を陽性とする検査を例に考えてみよう。ある検査のカットオフ値がもともと 10 であったとして，カットオフ値を 15 に上げたと仮定する。影響を受けるのは検査値が 10～15 の者である。検査値が 10～15 であった有病者は，もともとの基準では正しく陽性と判定されていたが，新しい基準では陰性になってしまう。逆に，検査値が 10～15 であった健常者は，もともとの基準では偽陽性と判定されていたのが，新しい基準では正しく陰性と判定されることになる。つまり，カットオフ値を上げた場合には敏感度が下がり，特異度が上がることになる。逆にカットオフ値を下げた場合にも同様に考えてみると，この場合は敏感度が上がり，特異度が下がることになる。このように，カットオフ値を変更することによって，敏感度と特異度は一方を上げれば一方が下がるという関係（トレードオフの関係）にあることがわかる。

4）ROC曲線

1つの疾病のスクリーニングには，いくつか検査方法があることが多い。これらの検査方法の性能を比較するとき，**受信者動作特性曲線**（receiver operating characteristic curve：**ROC曲線**）を作図して評価する。ROC曲線は，縦軸に敏感度，横軸に偽陽性率（すなわち，1 － 特異度）をプロットして描く（図3-3）。コストや受診者への負荷などの諸条件が同一であるならば，一般に曲線が左上に位置する検査のほうがスクリーニングの検査としてより優れていると判断できる。

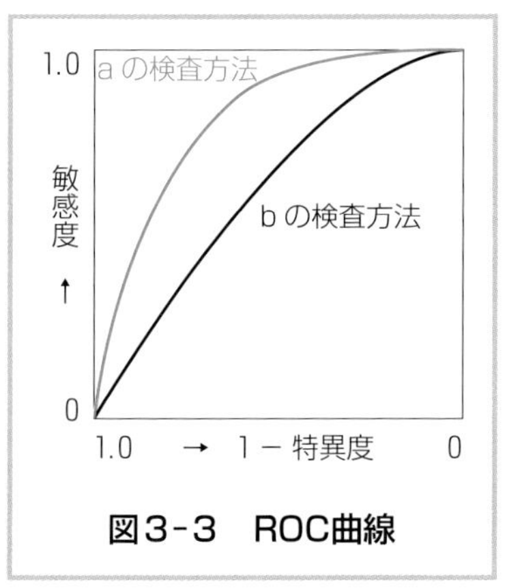

図3-3 ROC曲線

注）aの検査方法はbの検査方法より優れている。

5）検査の的中度

感度や特異度は検査の性能を示す指標であるが，臨床現場で患者や医療者にとって重要なのは，スクリーニング検査の結果がどれだけ当たっているのかである。すなわち，検査で陽性になった場合は本当に疾患を有するのかどうか，陰性になった場合に本当に疾患はないのかどうかである。これらの「検査の当たり外れ」を示す指標として，**陽性反応的中度**と**陰性反応的中度**がある。表3-8の値を用いることで，以下のように算出することができる。

（1）陽性反応的中度

検査で陽性になった者のうち，本当に疾患を有する者の割合である。

$$陽性反応的中度 = \frac{A}{A + B}$$

（2）陰性反応的中度

検査で陰性になった者のうち，本当に疾患のない者の割合である。

$$陰性反応的中度 = \frac{D}{C + D}$$

（3）有病率と的中度の関係

敏感度や特異度は検査に固有の性能であり，どのような集団に検査を実施しても変わらない。しかし，的中度は集団の対象疾患の有病率の影響を受ける。例えば，疾患の有病率の高い集団を対象にスクリーニング検査を実施した場合，陽性反応的中度が高くなる。一方，有病率の低い集団に対して検査した場合は，陽性反応的中度が低くなってしまう。すなわち，有病率の低い集団を検査した場合，本当は疾患のない多くの対象者が陽性と判定されてしまうため，検査の効率が悪くなってしまう。いいかえると，偽陽性が多く発生し，むだに精密検査を受けなければならない者が多くなるということである。そのため，疾病のリスクが高いと考えられる集団に絞ってスクリーニングが行われることがある（**選択的スクリーニング**という）。

問題3-5：スクリーニング検査の指標の計算

表3-9は，ある疾患のスクリーニング検査結果と確定診断の結果との関連を2 × 2のクロス表にまとめた仮想データである。表3-9の数値を用い，スクリーニング検査の① 敏感度，② 特異度，③ 偽陽性率，④ 偽陰性率，⑤ 陽性反応的中度，⑥ 陰性反応的中度を算出せよ。また，算出した各指標の解釈を述べよ。

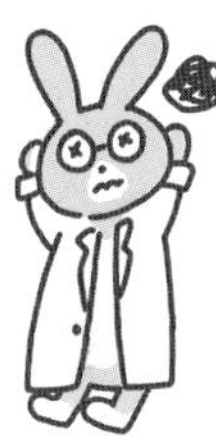

表3-9　スクリーニング検査結果と疾患の有無との関係の仮想データ

		確定診断の判定（人）		計
		疾患あり	疾患なし	
スクリーニング検査結果	陽性	160	60	220
	陰性	40	140	180
計		200	200	400

【答　え】

① 敏　感　度

$$敏感度 = \frac{160}{200} = 0.8 = 80\%$$

解釈：「疾患を有する者がこの検査を受けると 80%の確率で陽性になる。」

② 特　異　度

$$特異度 = \frac{140}{200} = 0.7 = 70\%$$

解釈：「疾患のない者がこの検査を受けると 70%の確率で陰性になる。」

③ 偽 陽 性 率

$$偽陽性率 = \frac{60}{200} = 0.3 = 30\%$$

解釈：「疾患のない者がこの検査を受けると 30%の確率で誤って陽性になってしまう。」

④ 偽 陰 性 率

$$偽陰性率 = \frac{40}{200} = 0.2 = 20\%$$

解釈：「疾患を有する者がこの検査を受けると 20%の確率で誤って陰性になってしまう。」

⑤ 陽性反応的中度

$$陽性反応的中度 = \frac{160}{220} \fallingdotseq 0.727 = 72.7\%$$

解釈：「この集団では，検査で陽性になった者のうち 72.7%が本当に病気である。」

⑥ 陰性反応的中度

$$陰性反応的中度 = \frac{140}{180} \fallingdotseq 0.778 = 77.8\%$$

解釈：「この集団では，検査で陰性になった者のうち 77.8%が本当に病気ではない。」

第4章　疫学研究の方法

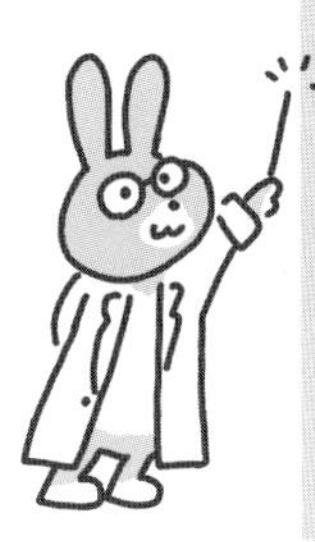

疫学研究にはさまざまなデザインがあり，それぞれに長所，短所があるため，研究課題に応じて最も適切なものを採用する必要がある。

疫学の研究デザインは，観察研究と介入研究に大別される。

観察研究のうち，記述疫学は，健康事象の頻度や分布を測定して実態を把握し，仮説を設定する研究手法である。分析疫学は，対象者のありのままを観察することにより，仮説が正しいかどうか検証する研究手法であり，横断研究，生態学的研究，コホート研究，症例対照研究などがある。

介入研究は，対象者に意図的に操作（介入）を加え，その影響を前向きに評価する研究手法であり，仮説を実験的に検証する。

1．疫学研究のデザイン

疫学研究にはさまざまな種類の研究デザインがあり，それぞれに長所，短所がある。明らかにしたい研究課題を精査し，実現可能性，かけられる時間，労力や費用などさまざまな点を考慮して，最も適切な研究デザインを採用する。

1）研究デザインの種類

疫学の研究デザインの分類方法はさまざまなものが提案されているが，本書では表4-1のような分類方法を紹介する。まず，疫学の研究デザインは観察研究と介入研究に大別される。観察研究には，健康関連事象の頻度や分布を測定し，仮説を設定する記述疫学と，仮説が正しいかどうかを検証する分析疫学がある。分析疫学には，横断研究，生態学的研究，コホート研究，症例対照研究といった種類の研究デザインがある。介入研究は実験疫学ともよばれ，集団に対して要因の介入を行い，その影響を確認する研究デザインであり，実験的に仮説検証を行うものである。

2）疫学のサイクル

疫学研究は，図4-1のように，仮説の設定と仮説の検証のプロセスを循環させて追求される。まず，第1段階として対象とする疾病の特徴を詳細に把握し，発生要因に関する仮説を設定する（記述疫学）。第2段階として，記述疫学で設定した仮

表４-１　疫学の研究デザインの種類

観察研究	記述疫学	
	分析疫学	横断研究
		生態学的研究
		コホート研究
		症例対照研究
介入研究（実験疫学）	ランダム化比較試験	
	非ランダム化比較試験	前後比較デザイン
		準実験デザイン

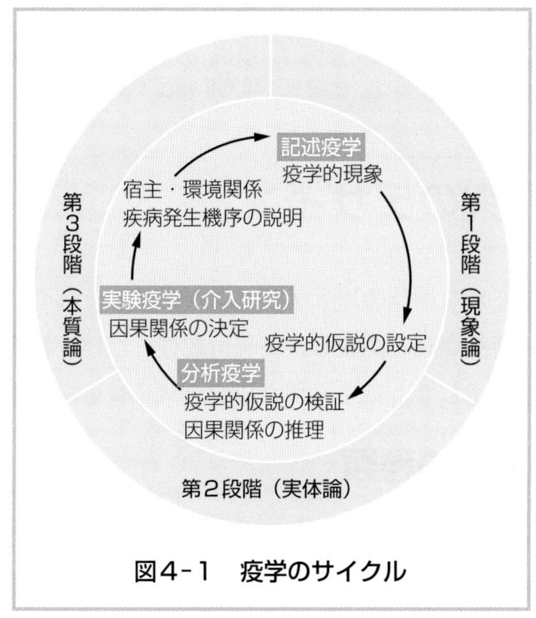

図４-１　疫学のサイクル

出典）「岡本和士：疫学研究を始める前に，はじめて学ぶやさしい疫学―日本疫学会標準テキスト（日本疫学会監修），改訂第３版，p.38，2018，南江堂」より許諾を得て転載

説を検証し，因果関係を推測（推理）する（分析疫学）。第３段階として，分析疫学の結果として推測された因果関係を実験的に検証する（介入研究）。

２．観察研究

観察研究は，対象者に恣意的な操作を加えることなく，ありのままを観察することによりデータを収集し，分析する研究手法である。観察研究は記述疫学と分析疫学とに大別される。

1）記述疫学

記述疫学は，「人」「場所」「時間」の３つの視点から，集団の健康事象の分布状況を詳細に記述するものである。すなわち，誰が（人），どこで（場所），いつ（時間），疾病に罹患したのかについて詳細に観察し，頻度や分布を報告する。これにより，疾病の発生要因に関する仮説を設定することが記述疫学の主な目的である。

記述疫学は，疾病の疫学的特性を基礎的資料として提示するものであり，疫学のサイクル（図4-1）における第１段階となる。記述疫学は単に健康事象の分布状況を明らかにするものであるため，他の研究デザインに比べると疫学研究の中でも一段低くみられがちである。しかし，公衆衛生対策を検討するための基礎的な資料として極めて重要な研究である。

なお，１例から数例程度を対象とし，個々の症例の状態を詳細に記述する研究を症例報告（ケースレポート）という。また，より多くの症例を対象とし，集団としての特徴を平均値や割合で記述する研究を症例集積（ケースシリーズ）という。疫学は基本的に集団を対象として扱うので，記述疫学は症例集積のことを指すのが一般的である。

記述疫学研究の例をいくつか示す。図４-２はわが国の年齢別の子宮体がんの罹患率（2015年）を示したものである。この図から，中高年の女性で罹患が多いという，「人」の観点からの特徴を把握することができる。この結果から，子宮体がんの発症は女性ホルモンの分泌が影響しているのではないか，というような仮説を立てることができる。また，図４-３はわが国の大腸がんの罹患率の年次推移（1978～2004年）を示したものである。この図から，男女ともに1990年代前半まで大腸がんは増加しており，その後は横ばい傾向を示しているという「時間」の観点からの特徴が把握できる。この結果から，高度経済成長期時代の食生活の欧米化とその定着がこのような大腸がん罹患率の年次変化に影響しているのではないか，というような仮説が立てられる。

2）分析疫学

記述疫学などによって導き出された仮説（ある曝露要因とアウトカムの発生とに関連があるかどうか）を検証することを目的とした疫学研究が分析疫学である。観察された関連が因果関係であるといえそうかどうかを推測する，疫学のサイクル（図4-1）における第２段階である。分析疫学には，横断研究，生態学的研究，コホート研究，症例対照研究といった研究があるが，横断研究と生態学的研究は仮説を設

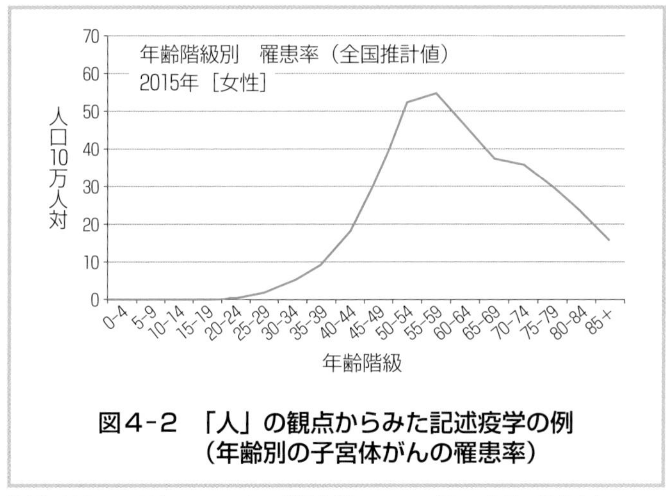

図4-2　「人」の観点からみた記述疫学の例（年齢別の子宮体がんの罹患率）

資料）国立がん研究センターがん対策情報センター「がん登録・統計」(https://ganjoho.jp/reg_stat/index.html)

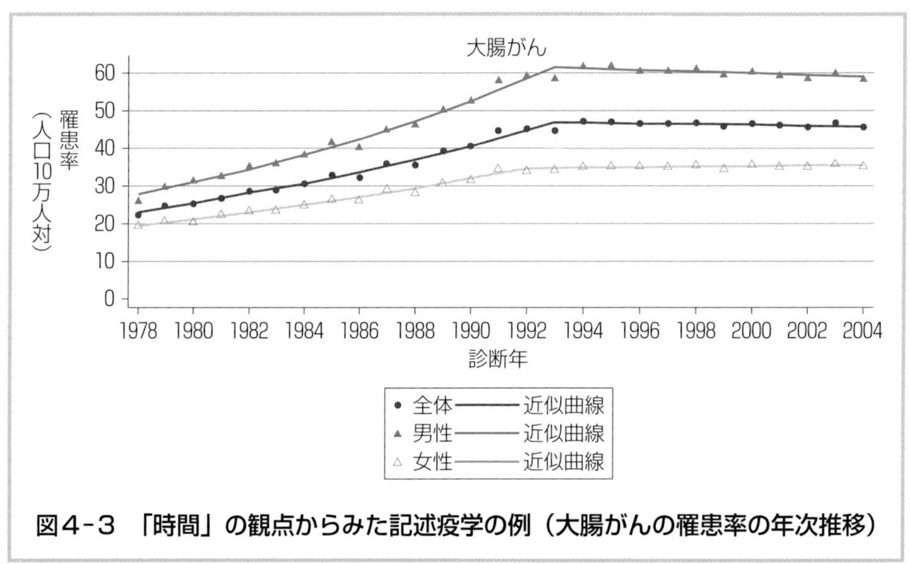

図4-3　「時間」の観点からみた記述疫学の例（大腸がんの罹患率の年次推移）

出典）Nakagawa H., et al.：Changes in trends in colorectal cancer incidence rate by anatomic site between 1978 and 2004 in Japan. Eur J Cancer Prev., p.271, 2017.

定することを目的として用いられることも多い。

（1）横断研究

横断研究は，ある一時点において，観察集団の曝露要因の保有状況とアウトカムとを同時に調査し，その関連を検討するものである。横断研究では，罹患率や死亡率などの一定期間内におけるアウトカム発生の指標ではなく，その時点でアウトカムを有するかどうかを示す有病率を用いることが多い。

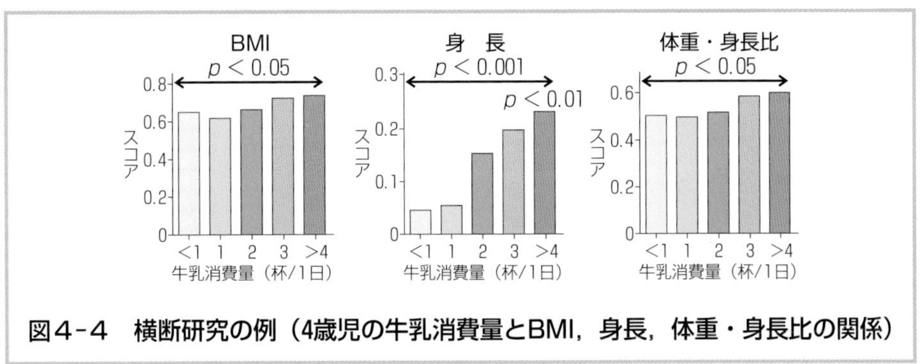

図4-4　横断研究の例（4歳児の牛乳消費量とBMI，身長，体重・身長比の関係）

出典）DeBoer M.D., et al.：Milk intake, height and body mass index in preschool children, Arch Dis Child, p.11, 2015.より引用改変

図４-４は横断研究の例である。ここでは，アメリカの４歳児における１日当たりの牛乳消費量とBMI（body mass index；体格指数），身長，体重・身長比との関連が示されている。図４-４から，牛乳の摂取量が多いほどBMI，身長，体重・身長比が高くなる傾向が観察される。

横断研究の長所は，曝露とアウトカムの情報を比較的容易に，少ない費用で把握できることである。また，曝露の情報もアウトカムの情報も現時点の状況を調査するため，どちらの情報も比較的正確に測定できるという長所もある。短所としては，曝露とアウトカム発生の時間的な前後関係が不明なため，因果関係の推測が困難な点があげられる。例えば，日常の運動習慣と風邪をひく頻度についてインタビュー調査をしたとしよう。その結果，運動習慣のある者ほど風邪をひく頻度が低いということがわかったとする。この調査結果から，運動習慣と風邪の罹患との因果関係に言及できるだろうか。この結果からは，「運動をしたから風邪をひかなかった」のか，「風邪をひかなかったから運動ができたのか」がわからない。すなわち，曝露とアウトカムを同時期に調査しても，どちらが原因でどちらが結果なのかが判断できないのである。曝露とアウトカム発生の時間的な前後関係が明確であることは，因果関係を判断するための非常に重要な要素である（第２章参照）。そのため，横断研究の結果は因果関係を証明する根拠としてはコホート研究や症例対照研究より一段低いとされる。

（2）生態学的研究（地域相関研究）

生態学的研究は，個人ではなく，国や都道府県などの集団単位で曝露とアウトカムとの関連を検討する研究方法である。図４-５は生態学的研究の例である。ここでは，先進国における国別のヘリコバクターピロリ菌への感染率と肥満率との関連が示されている。図４-５から，ヘリコバクターピロリ感染率の高い国ほど，肥満

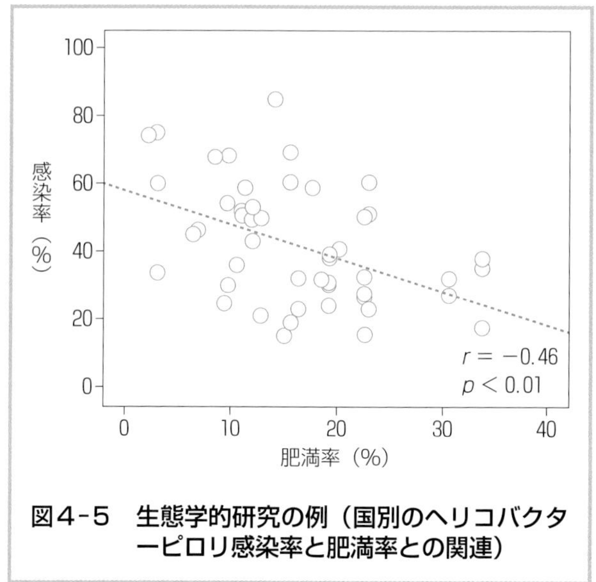

図4-5　生態学的研究の例（国別のヘリコバクターピロリ感染率と肥満率との関連）

出典）Lender N., et al.：Review article：Associations between Helicobacter pylori and obesity-an ecological study, Aliment Pharmacol Ther, p.27, 2014.

率が低いという関連が観察される。

生態学的研究の長所は，公開されている既存資料を用いて研究できることが多く，データ収集が比較的容易である点である。一方，生態学的研究はさまざまな交絡因子（第2章参照）の影響を十分に考慮できないといった短所があり，因果関係を証明する根拠としてはコホート研究や症例対照研究より一段低いとされる。

（3）コホート研究と症例対照研究

分析疫学の研究デザインの中でも，コホート研究と症例対照研究はしばしば対比的に解説される。両研究デザインともに曝露とアウトカム発生との時間的関連が明確であるため，分析疫学の中では因果関係に言及する力が強い研究デザインである。

① **コホート研究**　コホートとは，もともと古代ローマの数百名からなる歩兵隊を表すものであったが，疫学ではある共通の曝露要因を有する集団の意味として使われている。**コホート研究**は，目的とするアウトカムがまだ発生していない集団を対象として，一定期間にわたり追跡調査をする研究方法である。そのため一般に**前向き研究**とよばれる。コホート研究では，調査開始時点である要因に曝露している集団（曝露群）と曝露していない集団（非曝露群）を長期間観察し，曝露要因の有無とアウトカム発生との関連を調べる（図4-6）。対象者を追跡することで疾病の

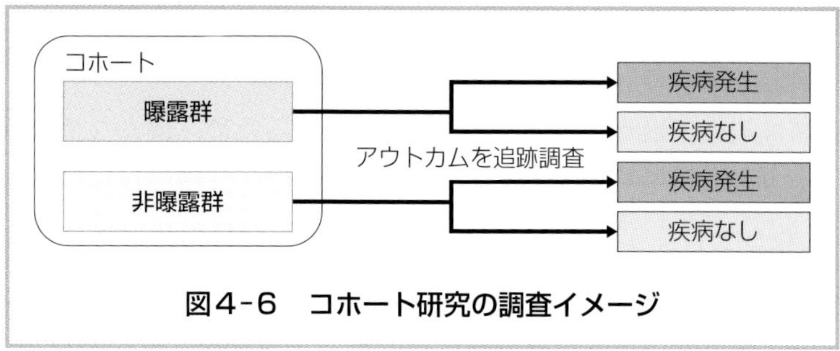

図4-6　コホート研究の調査イメージ

column

生態学的誤謬（エコロジカルファラシー）

生態学的研究の大きな欠点として，集団レベルにおいてみられる関連が個人レベルではあてはまらないという現象が起こる可能性がある点があげられる。これを生態学的誤謬（エコロジカルファラシー）という。生態学的誤謬の例を，仮想データを用いて解説する。図（A）は，横軸に県別の1日平均食塩摂取量，縦軸に県別の収縮期血圧の平均値を示したものである。この図から，食塩摂取量が多い県ほど血圧が低い傾向であることがわかる。図（B）はこれを個人単位のデータに分解したものであり，横軸が各人の1日平均食塩摂取量，縦軸が各人の収縮期血圧である。この図から，どの県においても，個人レベルでは食塩摂取量が高い者ほど血圧が高い傾向があることがわかる。このように，食塩摂取以外の何らかの原因で県レベルでの血圧の平均値が大きく異なる場合など（例えば肥満者の割合がA県 > B県 > C県 > D県であるなど），県レベルの比較では見た目上本来とは逆の関連が観察されてしまう現象が起こりうる。

（A）県レベルでの1日平均食塩摂取量と収縮期血圧の平均値の関連

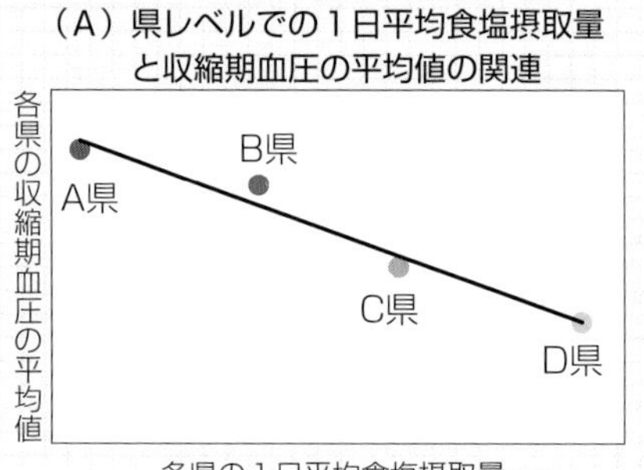

（B）個人レベルでの1日平均食塩摂取量と収縮期血圧の関連

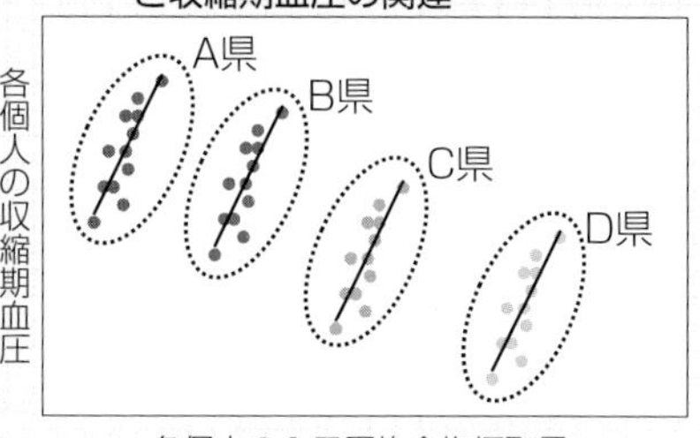

図　生態学的誤謬の例（仮想データ）

罹患率を算出し，曝露効果の指標として相対危険や寄与危険を用いることが多い。

コホート研究の長所として，曝露情報の信頼性が高い点があげられる。コホート研究では曝露は調査開始時点で生じている事象であるため，確かな情報収集が可能であるからである。一方，短所としては，追跡調査中に対象者が追跡不能（ドロップアウト）になってしまう可能性があり，アウトカム発生情報が不確かなことがある点である。その他にも，追跡のために時間と費用がかかることが短所としてあげられる。また，まれなアウトカムの発生を対象とする場合（例えば100万人に１人しか発症しないような希少疾患など），非常に多くの対象者が必要になる点も短所である。

② 症例対照研究（ケースコントロール研究）　症例対照研究は，目的とする疾病に現在罹患している集団（症例群：ケース）と，罹患していない集団（対照群：コントロール）を対象者として選び，過去にさかのぼって各群の曝露状況を調査し，曝露とアウトカムとの関連を調べる方法である（図4-7）。すなわち，コホート研究とは調査の時間軸が逆になるため，後ろ向き研究ともよばれる。なお，症例群としては，新規罹患者を対象にすることが多い。

症例対照研究では，症例群と対照群の比率を研究者が任意に決める。そのため，疾病の罹患率や死亡率を求めることができず，相対危険度や寄与危険を算出することができない。そこで，オッズ比を求めることで曝露効果の指標とすることが多い。

症例対照研究では，対照群の選び方が重要である。理想的な対照群は，「もしアウトカムが発生していれば症例群として研究対象者となっていた者」である。通常は，病院対照，近隣対照，一般集団対照の３種類の中から１つの方法を選ぶ。病院対照は，症例群と同一の医療機関を受診した他疾患の患者を対照とする方法である。近隣対照は，症例群の家族や近隣住民を対照とするものである。一般集団対照は，一般の地域住民から無作為に対照を選ぶ方法である。

また，対照群を選ぶ際にはマッチングという手法が用いられることが多い。症例群と対照群は背景情報が似かよっている者であることが望ましい。そこで，例えば

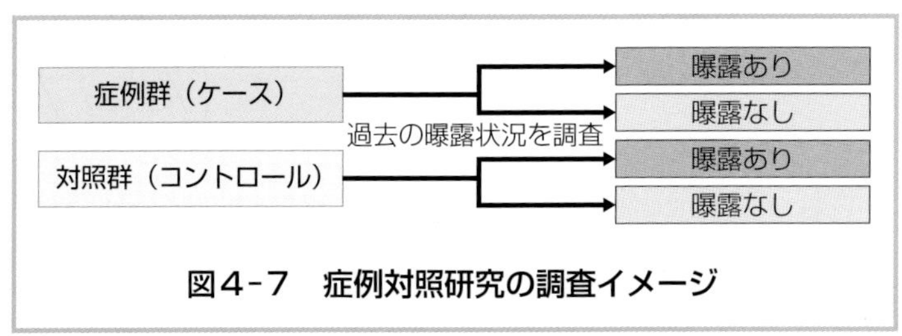

図4-7　症例対照研究の調査イメージ

症例群1人に対して喫煙習慣が同じ者を対照群に選ぶといった方法をとる。通常，症例1人に対してマッチングさせる対照は1～4人程度である。性別と年齢は最低限マッチングさせるのが一般的であるが，マッチングさせようとする要因が多くなればなるほど対照をみつけるのが難しくなることはいうまでもない。

症例対照研究の長所として，症例と対照を設定する時点でアウトカム情報を収集するため，その情報の信頼性が高い点があげられる。また，比較的時間をかけずに研究を実施することができ，費用や労力も小さくすむことが多い（必ずしもそうでない場合もあるが）。さらに，まれな疾患であっても症例を一定数集めることができれば調査が成立するため，希少疾患の疫学調査の方法として採用されることが多い。一方，曝露要因に関する情報の信頼性が低い点が短所としてあげられる。これは，曝露状況は過去の情報であるため，インタビュー調査では思い出しバイアスが問題となったり，カルテ情報などが手に入らなかったり，既に散逸してしまっていたりすることがあるからである（第2章参照）。

③ コホート研究と症例対照研究の比較　このように，コホート研究は時間軸を前向きに，症例対照研究は後ろ向きに調査する研究デザインであり，比較の対象とされることが多い。表4-2にコホート研究と症例対照研究の特徴の違いをまとめた。このように，コホート研究と症例対照研究にはそれぞれ相反するような長所と短所があり，これらの諸点を理解した上で実際の研究方法を選択することが望まれる。

表4-2　コホート研究と症例対照研究の比較

	コホート研究	症例対照研究
調査時間軸	前向き	後ろ向き
調査方法	アウトカムの発生を追跡	過去の曝露を調査
コスト	負担大	負担小
曝露情報の信頼性	高い	低い
アウトカム発生情報の信頼性	低い	高い
研究期間	長い年月が必要	短くすむ
まれなアウトカム	調査が難しい	調査可能
罹患率の計算	できる	できない
相対危険の計算	できる	オッズ比で近似
寄与危険の計算	できる	できない

3．介入研究（実験疫学）

対象者のありのままを観察するだけである観察研究とは異なり，研究者が対象者に意図的に操作（予防プログラムや治療など）を加え，その影響を前向きに評価するのが介入研究である。疫学のサイクル（図4－1）の第3段階として，分析疫学によって推測された要因と疾病との因果関係を実験的に検証するものである。介入研究はいわば人体実験を行うので，疫学研究の倫理が問題となり実施が困難な場合も多い（第5章参照）。一般的には個人を対象とした研究デザインが用いられるが，個人ではなく地域全体を対象として，集団に対する介入効果を評価する地域介入試験が行われることもある。

1）ランダム化比較試験

研究参加者をランダム（無作為）に2群に分け，介入を行うグループ（介入群）と行わないグループ（対照群）とを設定し，効果を比較する方法をランダム化比較試験（randomized controlled trial：RCT）という。研究参加者を介入群と対照群に無作為割付することにより，介入の有無以外の両群の背景要因（未知なものも含めて）が同じような分布になることが期待される。そのため，純粋に介入の効果を検証することができる研究デザインである。

単一の研究デザインとしては因果関係を証明する力が最も強い研究デザインとされるが，倫理的な制約が大きく実施が困難な場合が多い。例えば，喫煙が肺がん発生を増加させるかどうかといったRCTは倫理的に許されない。それゆえ，非常に限定された条件下でのみRCTは実施可能であり，一般集団に結果が必ずしもあてはまらない可能性もある。RCTを行うにあたっては，以下のような実施上の工夫や注意点を知っておく必要がある。

（1）無作為割付の方法

RCTではコンピュータの乱数や乱数表を用い，研究参加者を介入群と対照群に割り付ける。無作為割付の主な方法としては以下のようなものがある。

① **単純ランダム化**　単純ランダム化は，文字どおり単純に各参加者を 50％の確率で介入群もしくは対照群に振り分ける割付法である。統計学的には最も検出力が高くなる方法であるが，偶然の影響によって群間の人数に大きな違いが生じてしまうことがある。参加者の数が多ければ各群の人数はほぼ同数になることが期待できるが，少数の場合には極端な差が生じることもある。

② **ブロックランダム化**　群間の割付人数に極端な差が生じないようにする方法として，ブロックランダム化がある。ブロックランダム化は，あらかじめ人数を決めたブロックをつくり（通常４～６人），その中でランダムに割り付ける方法である。例えば，ブロックサイズを４人として，介入群をA，コントロール群をBとした場合，４人の参加者を割り付ける組み合わせはAABB，ABAB，BABA，ABBA，BAAB，BBAAの６とおりである。参加者を４人ずつに分け，この６とおりの組み合わせのどれかをランダムに選んで割り付けることで，両群の割付数に差が出ないようにすることが可能である。ただし，何かの拍子にブロックサイズがわかってしまった場合に，次の割付が予見できてしまう可能性がある。この欠点を解消するため，ブロックサイズを大きくするか，同じブロックサイズを使い続けるのではなく複数のブロックサイズをとりまぜて使用する方法がとられる。

③ **層別ランダム化**　層別ランダム化は，アウトカム発生に強い影響を与えることがあらかじめわかっている要因がある場合に多く用いられる方法である。例えば，がんの薬物療法のRCTを考えた場合，がんのステージは予後に大きな影響を与える。したがって，介入群と対照群でがんのステージの分布が均等になっていることが望ましい。前述のとおり，RCTでは無作為化を行うことで介入の有無以外の背景要因は両群で同じような分布になることが期待できるが，偶然の影響で極端な差が生じることもありうる。この例のように，両群で差がないようにしたい要因がある場合，層別（上記の例の場合はがんのステージごと）に無作為割付を行うことで，その要因の分布を均等にすることができる。層別ランダム化は，ブロックランダム化と組み合せて，層別ブロックランダム化として用いることが多い。

（2）盲検化（ブラインド）

有効成分が含まれていない偽薬（プラセボ）を投与しても，症状の改善や副作用の出現がみられることがあり，これをプラセボ効果とよんでいる。プラセボ効果が起こる理由はよくわかっていないが，服薬によって効果を期待する心理的効果や，投薬を受けたことによる安心感が背景にあるのではないかといわれている。そのため，薬剤の効果を検証するRCTでは，研究参加者自身が介入と対照のどちらの群に割り付けられたかわからないようにする盲検化（ブラインド）という方法を用いる。これにより，プラセボ効果による結果への影響を防ぐことができる。また，対象者だけではなく，研究を実施する者（特にアウトカムを評価する者）にも割付を秘密にする二重盲検化（ダブルブラインド）が行われることもある。ただし，食事療法や運動プログラムの介入などでは，プラセボを用いることができないため，盲検化は不可能なことが多い。

（3）インフォームド・コンセント

前述のように，RCTは研究者が介入の有無を無作為割付によって決定する実験的な研究である。そのため，研究参加者は自由意思による研究への参加と途中離脱の権利が保証されることが極めて重要である。そのため，研究者は参加者に対して研究内容を説明し，参加同意を得る必要がある（インフォームド・コンセント）。これについての詳細は，第5章で述べる。

2）非ランダム化比較試験

ランダム割付を行わない介入研究を非ランダム化比較試験（non-randomized controlled trial：NRCT）という。前後比較デザインや準実験デザインなどの方法がある。RCTに比べて実施が容易なことが多いが，因果関係を証明する力はRCTに比べて弱いとされている。

（1）前後比較デザイン

全研究参加者に対して介入を行い，その前と後の変化を評価する研究方法である。非介入群（介入を行わない比較対照集団）を設定しないため，単群介入試験ともよばれる。前後比較デザインの長所は，別途対照群を設定しないため，日常診療や保健活動の中で実施でき，倫理的な問題も生じにくいことがあげられる。一方，短所としては，介入前後の変化が介入によるものなのか，時期的な変動や平均への回帰（異常な値はもう一度測定すると平均値に近い値になる現象）などの介入以外の影響によるものなのかが区別できない点があげられる。

（2）準実験デザイン

研究参加者を介入群と対照群に分けて介入の効果を比較検討する方法であり，RCTと似ているが，どちらの群に入るかは参加者自身の希望もしくは研究者の判断で決めるのが準実験デザインである。前後比較デザインと同様，RCTよりも倫理的な制約が小さく，実施が比較的容易であることが長所といえる。反面，結果の解釈には注意が必要である。例えば，肥満者を対象に減量プログラムを受けてもらうかどうかを参加者自身に自由に決めてもらい，減量効果を比較する研究を行ったとする。もともと減量に対する意識の高い参加者が選択的に介入群に入った場合，本当は減量プログラムそのものに効果がなかったとしても，良い結果が得られる可能性がある。また，研究者が介入群と非介入群を任意に割り当てる場合にも，同様の問題が生じることがある。例えば，研究者自身が介入の効果を期待していた場合，効果が出そうな対象者を選択的に介入群に割り当ててしまい，介入の正確な影響が確認できないということがありうる。

第5章　エビデンスに基づいた保健対策

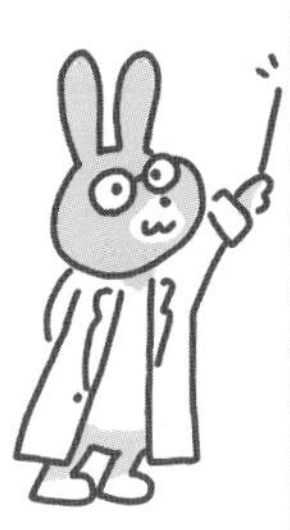

根拠（エビデンス）に基づいた医療（EBM）の考え方をもとに，集団を対象とした予防医学においても，根拠に基づいた保健対策（EBPH）が追求されている。

系統的レビュー（システマティックレビュー）は，既存の研究成果を再現性のある方法で網羅的に収集し，結果を統合することで新たな結果を導き出す研究手法である。

メタアナリシスは，類似した条件で行われた複数の研究結果の指標（相対危険度やオッズ比など）を統合して1つにまとめる分析手法であり，定量的な系統的レビューの方法として用いられる。

人を対象とする医学系研究を実施する際には，「人を対象とする生命科学・医学系研究に関する倫理指針」を遵守しなければならない。

1．エビデンスに基づく保健対策

1990年代に入り，医療現場における治療法の選択は，正しい方法論に基づいた観察や実験を根拠とすべきであると主張が現れ，EBM（evidence-based medicine）という用語が用いられるようになった（ゴードン・ガイアットが提唱）。厚生労働省の医療技術評価推進検討会によると，EBMは「診ている患者の臨床上の疑問点に関して，医師が関連文献等を検索し，それらを批判的に吟味した上で患者への適用の妥当性を評価し，さらに患者の価値観や意向を考慮した上で臨床判断を下し，自分自身の専門技能を活用して医療を行うこと」と定義されている。すなわち，① 既存の医療情報や研究成果（エビデンス），② 患者の価値観，③ 医療者の技能・経験，の3つを統合して医療を行うという考え方である。

このようにEBMの普及が強く推奨されてきたが，質の高い医療の提供は良好な技術だけにとどまるものではなく，医療体制，健康政策さらには社会政策などの幅広い分野においても論理性・合理性のある整備が必要である。そこで，これらの事柄を考慮に入れた医療技術を広義にとらえ，集団を対象とした予防医学においても根拠に基づいた保健対策（evidence-based public health：EBPH）が追求されている。高齢化の進む日本において，倫理に基づいた良心的な医療や公衆衛生の支援を行うとき，論理性・合理性を導入したEBMとEBPHは重要な手段である。

1）EBMの手順

EBMでは表５-１に示すStepに従い，臨床上生じる疑問に対して解答を出すためにエビデンスを検索・収集し，批判的に吟味して適応可能かどうか検討し，患者の価値観や経済的状況を考慮して治療を選択する。

表５-１　EBMの実践手順

Step 1	患者の問題の定式化
Step 2	情報の検索・収集
Step 3	情報の批判的吟味
Step 4	患者への適用
Step 5	事後評価

2）エビデンスレベル

EBMの手順において，検索された情報の科学的根拠（エビデンス）としての強さを，採用した研究デザインによって判断する方法がある（図５-１）。これはEBMピラミッドとよばれており，さまざまな分類方法が提唱されているが，本書では図５-１の分類を紹介する。人を対象としたデータに基づかない専門家個人の意見が最もエビデンスとしては弱く，上に記載のある研究デザインほどエビデンスレベルが高いとする考え方である。ただし，同じ研究デザインを採用していたとしてもそれぞれの研究にはさまざまな固有のバイアスが存在する可能性がある。また，これに加えて出版バイアス（研究結果が否定的であったり統計的な有意差が出なかった研究は公表されにくいというバイアス）や言語バイアス（重要な結果の出た研究は他言語より英語で論文化される傾向があるというバイアス）の可能性もある。さらに，設定した臨床疑

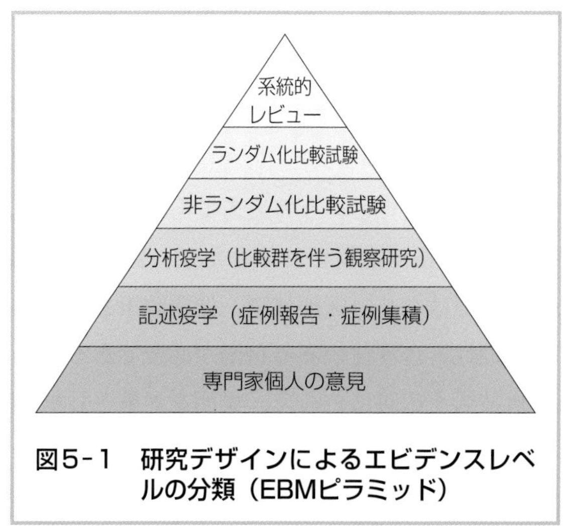

図５-１　研究デザインによるエビデンスレベルの分類（EBMピラミッド）

出典）Golden S.H., et al.：Validity of meta-analysis in diabetes：meta-analysis is an indispensable tool in evidence synthesis, Diabetes Care, p.3369, 2013.

問と各研究の患者背景や介入方法が大きく異なる場合，直接結果を適用することが難しいこともある。そのため，すべてを適切に総合評価した上で実臨床への適用を考慮する必要がある（バイアスについての詳細は第2章参照）。そのため，研究デザインのみでエビデンスレベルを表すEBMピラミッドには問題があるという指摘もある。

3）EBPHとPDCAサイクル

EBPHは地域を対象とした公衆衛生活動である。公衆衛生活動は，PDCAサイクル（図5-2）によって実施される。すなわち，Plan（計画），Do（実施），Check（評価），Action（評価に基づく改善）を終わりのないサイクルとして繰り返すことによって，集団としての健康度を向上させる取り組みである。

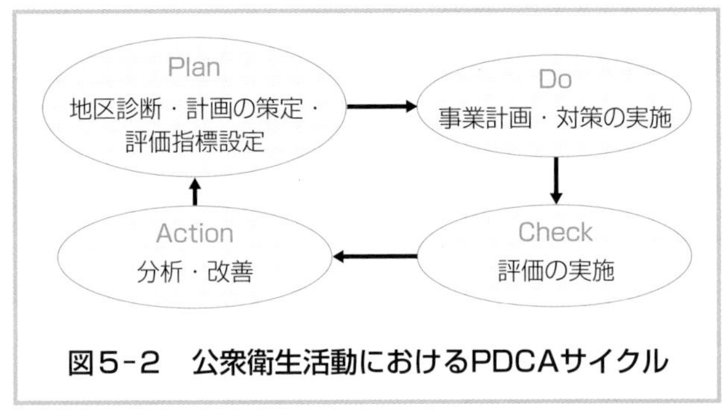

図5-2　公衆衛生活動におけるPDCAサイクル

出典）中村信也・後藤政幸編著：Nブックス　五訂　公衆衛生学，建帛社，p.7，2020.

2．系統的レビューとメタアナリシス

最もエビデンスレベルが高い結論を導き出すことのできるのは，系統的レビューとされている（図5-1）。系統的レビューはシステマティックレビューともよばれる。質の高い系統的レビューを行う方法論が確立されつつあり，近年急速に発表論文数が増加している研究デザインである。特に，ランダム化比較試験の結果を中心にさまざまな分野の系統的レビューを実施している団体として，コクランライブラリ（The Cochrane Library）が広く知られている。コクランライブラリが行った系統的レビューは定期的にアップデートが繰り返され，データベースとして公開されている（https://www.cochranelibrary.com/）。

1）系統的レビュー（システマティックレビュー）

第４章で紹介したような，研究対象者から直接データを収集して分析する研究を一次研究という。これとは異なり，既に公にされているエビデンスを収集し，統合することによって新たな結論を生み出す研究手法を二次研究という。系統的レビューは二次研究の１つに位置づけられる研究手法である。

系統的レビューでは，ある一定の規則に基づき，再現性のある方法で文献を網羅的に収集し，研究の質を評価し，結果を量的または質的に統合することで新たな結論を導き出す。収集した研究結果を質的に統合する定性的な系統的レビューと，複数の研究から抽出した値を数量的に統合する定量的な系統的レビューがある。

2）メタアナリシス

定量的な系統的レビューの一環で，各研究から抽出した値を統合する方法として用いられるのが，**メタアナリシス**である。メタアナリシスは，類似した条件で行われた複数の研究結果の指標（相対危険度，寄与危険度，オッズ比など）を定量的に統合して１つの結果にまとめる分析手法である。１つの研究では対象者数が少なくはっきりとした結果が導き出せないことも多い。しかし，類似する複数の研究結果を用いたメタアナリシスを行うことで，全体としてより明確な結論を出すことができる。

メタアナリシスの結果は，**フォレストプロット**という図で表される。フォレストプロットでは，正方形は各研究の効果指標（相対危険度，寄与危険度，オッズ比など）の値を示す。正方形の大きさは各研究の症例数を表し，正方形から伸びる横棒は効果指標の値の 95％信頼区間を示す。一番下のひし形はメタアナリシスによって算出された統合値であり，ひし形の横幅は統合値の 95％信頼区間を示す。すなわち，ひし形が縦線（有効と無効の境界線）をまたいでいる場合は，メタアナリシスの結果が統計的に有意ではなかったことを示す。図５-３は，２型糖尿病患者を対象として，重症低血糖が心血管病リスクと関連するかどうかを示したものである。メタアナリシスの結果，全体として相対危険度が 2.05，すなわち重症低血糖の心血管病リスクは2.05倍であったと解釈できる。

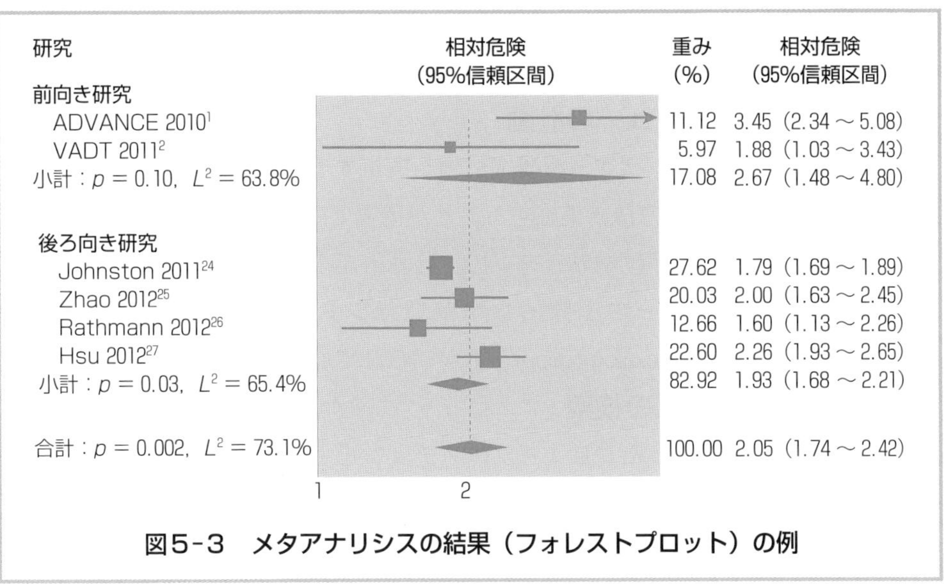

図5-3　メタアナリシスの結果（フォレストプロット）の例

出典）Goto A., et al.：Severe hypoglycaemia and cardiovascular disease：systematic review and meta-analysis with bias analysis, BMJ, 2013.

3）系統的レビューの手順

介入研究を対象とした系統的レビューの実施手順は表5-2のとおりである。ここでは，それぞれのStepの作業を簡単に紹介する。より詳細な情報については，コクランレビューのハンドブック（https://training.cochrane.org/handbook）を参照されたい。

表5-2　系統的レビューの実施手順

Step	内容
Step 1	疑問を定式化する
Step 2	レビューの方法を計画する
Step 3	文献を網羅的に検索する
Step 4	収集した文献をスクリーニングする
Step 5	バイアスリスクを評価する
Step 6	結果を定量的に統合する
Step 7	結果を解釈し，まとめる

（1）Step 1：疑問の定式化

Step 1では，レビューを行いたい研究課題の構成要素をPICOSの形で定式化する。PICOSのPはpatient（対象となる集団），Iはintervention（治療や検査などの介入），Cはcomparison（比較となる介入），Oはoutcome（介入による影響），Sは

study design（研究デザイン）のことである。PICOSの形で定式化されたレビューの課題をレビュークエスチョンという。

（2）Step 2：レビューの計画

Step 2では，系統的レビューの研究計画を策定する。系統的レビューは事前に定められた再現性のある方法で実施することが重要であるため，あらかじめ詳細なレビュー計画（Step 3以降の方法）を立て，計画書を事前登録することが求められている。系統的レビューの国際的な事前登録システムとして，PROSPERO（https://www.crd.york.ac.uk/prospero/）が知られている。

（3）Step 3：文献の検索

Step 3では，定式化したレビュークエスチョンをもとに検索式を立て，網羅的な文献検索を行う。医学文献の代表的なデータベースとして，PubMed，コクランライブラリ，医学中央雑誌などが利用可能である（表5-3）。その他，看護領域中心のCINAHL，薬剤領域に強いEMBASEなどがある。いずれのデータベースもすべての文献をカバーできていないため，複数のデータベースにあたることが望ましい。

表5-3　文献検索に用いる代表的なデータベース

データベース	URL	解　説
PubMed	https://www.ncbi.nlm.nih.gov/pubmed/	米国国立医学図書館による，MEDLINEを含む医学関連分野の代表的なデータベース。
コクランライブラリ	https://www.cochranelibrary.com/	コクラン共同計画が発行。Cochrane Database of Systematic Reviews（CDSR），Cochrane Central Register Controlled Trials（CENTRAL）などからなる。
医学中央雑誌	https://www.jamas.or.jp/	医学中央雑誌刊行会の日本語の文献データベース。要契約。法人向けの医中誌Web，個人向けの医中誌パーソナルWebがある。

（4）Step 4：文献のスクリーニング

Step 4では，Step 3で検索した文献を精査し，実際に採用するものを決める。採用する文献の基準を明確に決定し，2段階のスクリーニングを行う。1次スクリーニングでは，タイトルと論文抄録からPICOSと明らかに合致しないものを除外する。ここでは2名が独立して作業を行い，結果を照合して確認することが一般的である。2次スクリーニングでは，1次スクリーニングで残った文献のフルテキストを入手して，選択基準に合った論文を選びだす。

（5）Step 5：バイアスリスクの評価

Step 5では，個々の採用論文のバイアスリスクを評価する。系統的レビューの結果は，含まれる個々の研究結果に依存するため，質の高くない不精確な研究が含まれていると，レビューの結果にも影響する可能性がある。そのため，個々の文献のバイアスのリスクを評価する。バイアスリスクの評価方法はさまざまであるが，ランダム化比較試験の論文を対象にする際には，7項目からなるコクランのRisk of biasツールを使用することが多い。

（6）Step 6：値の定量的統合

Step 6では，各文献からメタアナリシスに必要となるデータを抽出し，結果を統合する。メタアナリシスの詳細については，本節2）（p.64）を参照のこと。なお，結果の定量的な統合を行わず，質的なレビューを行う場合はこのStepは必要ない。

（7）Step 7：結果の解釈とまとめ

Step 7では，Step 5および6で行った分析結果を集約し，結果を解釈して結論を導く。コクランレビューが系統的レビュー作成のプロセスで採用しているSummary of Finding（SoF）表を作成することが多い。SoF表は，GRADEというシステムを用いて，レビューから見出したエビデンスの質を評価するものである。

ここまでのプロセスをまとめることにより，系統的レビューが完成する。また，新規に行われた研究成果が加わることで系統的レビューの結果が変わってくる可能性もあるため，系統的レビューは数年ごとにアップデートする必要がある。

4）診療ガイドライン

診療ガイドラインは，EBMの考えに基づき，日常診療におけるさまざまな臨床状況において患者と医療者が最善の診療行為が選択できるよう支援するために作成された文書である。日本医療機能評価機構Mindsでは，診療ガイドラインを「診療上の重要度の高い医療行為について，エビデンスのシステマティックレビューとその総体評価，益と害のバランスなどを考量して，患者と医療者の意思決定を支援するために最適と考えられる推奨を提示する文書」と定義している（https://minds.jcqhc.or.jp/s/about_guideline）。このように，診療ガイドラインは体系的な方法論に則って作成され，診療上の疑問（クリニカルクエスチョン）に対して系統的レビューに基づいた推奨を提示することで，臨床

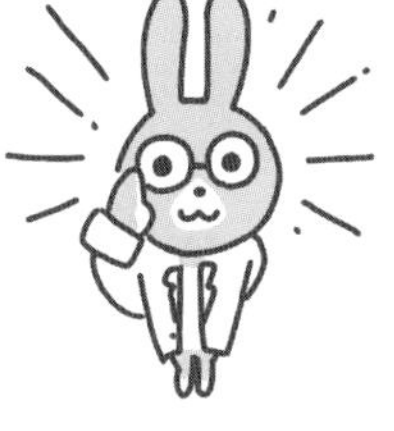

判断の助けとなるものである。すなわち，診療ガイドラインは，その疾患・トピックに関する現時点での最新のエビデンスが集約された，系統的レビューの集大成といえる。

わが国で作成された診療ガイドラインが検索・閲覧できるデータベースとして，表5-4のようなものが知られている。

表5-4　国内の主な診療ガイドラインのデータベース

データベース	URL	解　説
Mindsガイドラインライブラリ	https://minds.jcqhc.or.jp/	日本医療機能評価機構による。質の高い診療ガイドラインを評価選定して掲載。
東邦大学・医中誌診療ガイドライン情報データベース	https://guideline.jamas.or.jp/	東邦大学医学メディアセンターと医学中央雑誌が共同で主宰。日本の診療ガイドライン情報を掲載。
日本癌治療学会がん診療ガイドライン	http://www.jsco-cpg.jp/	一般社団法人日本癌治療学会が運営している。癌治療に関連する分野のガイドラインや保険収載の現状などをふまえて作成。

3．疫学研究における倫理的問題

1）ヘルシンキ宣言

人を対象とした研究を行うにあたって，その実施内容に倫理上の問題があってはならない。人間を対象とする医学研究にかかわる医師・その他の関係者が守るべき倫理原則として，ヘルシンキ宣言が知られている。

ヘルシンキ宣言は，ナチスの人体実験の反省により生じたニュルンベルク綱領（1947年6月発表）を受けて，1964年にフィンランドの首都ヘルシンキにおいて開かれた世界医師会第18回総会で採択された。その内容は，被検者の人権擁護を主旨とし，医学研究の原則，実験計画書の作成，倫理審査委員会，インフォームド・コンセントなどについて定めている。日本でも，ヘルシンキ宣言に基づいて各種の倫理指針などが規定され，人を対象とした研究を行う際の規範となっている。

2）人を対象とする生命科学・医学系研究に関する倫理指針

人を対象とする医学系研究については，「疫学研究に関する倫理指針」（平成19年厚生労働省・文部科学省告示第１号）や「臨床研究に関する倫理指針」（平成20年厚生労働省告示第415号）をもとに適正な実施を図ってきた。

しかし，近年の研究の多様化などに伴い，見直しの必要性を受けて，2014（平成26）年12月22日に両指針を統合した「人を対象とする医学系研究に関する倫理指針」（平成26年文部科学省・厚生労働省告示第３号）が制定された。さらに，本指針は2021（令和３）年３月23日に「ヒトゲノム・遺伝子解析研究に関する倫理指針」（平成25年文部科学省・厚生労働省・経済産業省告示第１号）と統合され，「**人を対象とする生命科学・医学系研究に関する倫理指針**」（令和３年文部科学省・厚生労働省・経済産業省告示第１号）となった。本指針は，2021（令和３）年６月30日から施行された（2022（令和４）年３月10日一部改正）。研究の実施にあたって，人を対象とする生命科学・医学系研究に携わるすべての関係者が遵守すべき基本方針は表５-５のとおりである。

表5-5　「人を対象とする生命科学・医学系研究に関する倫理指針」の基本方針

① 社会的及び学術的意義を有する研究を実施すること。
② 研究分野の特性に応じた科学的合理性を確保すること。
③ 研究により得られる利益及び研究対象者への負担その他の不利益を比較考量すること。
④ 独立した公正な立場にある倫理審査委員会の審査を受けること。
⑤ 研究対象者への事前の十分な説明を行うとともに，自由な意思に基づく同意を得ること。
⑥ 社会的に弱い立場にある者への特別な配慮をすること。
⑦ 研究に利用する個人情報等を適切に管理すること。
⑧ 研究の質及び透明性を確保すること。

出典）文部科学省・厚生労働省・経済産業省：人を対象とする生命科学・医学系研究に関する倫理指針，2021.

3）臨床研究法

「臨床研究法」は，2017（平成29）年に成立した法律で，新しい医薬品・医療機器などを人に対して用いることにより，有効性・安全性を明らかにする臨床研究について，実施手続き，研究審査会の位置づけ，臨床研究に関する資金などの情報公表などを法制化したものである。2018（平成30）年４月１日から施行されている。

4）インフォームド・コンセント

インフォームド・コンセント（informed consent：IC）とは，研究対象者（被検者）となることを求められた人が研究実施者から事前に疫学研究に関する十分な説明を受け，研究の目的・方法・予期される効果と危険性を理解し，自由意思で研究の対象となることに同意・承諾することをいう。また，同意は自由意思で受諾するものであるから，研究対象者がいつの時点においても研究から離脱できることとしていなければならない。未成年を対象とした疫学研究では，保護者や親権者のインフォームド・コンセントが必要である。

原則として，インフォームド・コンセントは書面（同意書）で残しておく必要がある。書面による同意が必須である研究は，介入研究，データ取得に対象者への侵襲が伴う場合，人の遺伝子を取り扱う臨床研究である場合があげられる。「人を対象とする生命科学・医学系研究に関する倫理指針」では，侵襲と介入の有無によって同意の取得について道筋が示されている。

5）利益相反

近年，人を対象とした研究における**利益相反**（conflict of interest：COI）の開示と配慮が重要視されるようになっている。

利益相反は，「研究者の個人的利益（金銭的利益，昇進，名声）と研究の倫理的妥当性（研究参加者の福利，研究結果の客観性）とが相反している状態」とされている。例えば，研究資金が特定の企業から出されており，研究結果によってその企業の利益となる可能性がある場合などが該当する。

研究者は研究の発表に際して，その研究に関する利益相反があるかどうかを宣言することが求められる。また，その利益相反によって研究結果や解釈が影響を受けないようにする手段を講じる必要がある。

6）倫理審査委員会

研究を実施しようとした場合，研究者は事前に**倫理審査委員会**の審査を受け，許可を得なければならない。大学をはじめ，人を対象とした研究を実施する研究機関では倫理審査委員会を機関内に設置することがほとんどである。倫理審査委員会は男女両性，機関内外の医学・医療・倫理・法律の専門家に加え，一般の立場から意見を述べることができる者で構成される。倫理審査委員会は提出された研究計画の適否について，倫理的および科学的観点から審査を行う。また，進行中の研究をモニタリングし，有害事象情報などの提供を受けて研究の継続の可否を審査する。

第Ⅱ部　統計学の基礎

統計学はそれ自体が数学的な理論体系として成り立っており，数学の一分野としての統計学はしばしば数理統計学などとよばれる。一方で，統計学には，人びとが現実的な問題を解決するためにさまざまな工夫をする過程ででき上がった実用的側面もある。例えば，生物学，医学，農学，工学，経済学，心理学，社会学などそれぞれの分野で独自に積み上げられてきた方法論も数多く存在している。したがって，統計学は，何らかの現実問題の解決に用いられることによって，その存在意義が増す「応用科学」であるともいえる。人間集団における多様かつ複雑な健康問題を取り扱う疫学においても，統計学の意義は非常に大きい。近年では，統計学の理論的発展はもちろんのこと，コンピュータによる計算技術の進歩も疫学の発展を後押ししている。かつては複雑すぎて手を出せなかった計算技術が，今では誰にとっても身近なものになり，比較的簡単に計算結果を得ることができる。このことは，疫学において統計学を使いやすくしたという利点と，統計学に対する本質的理解がなくても計算ができるという欠点の両面をもたらしている。

第Ⅱ部では，疫学における健康統計学の理論と応用について，計算例とともになるべく理論的に複雑になりすぎないように基本的な事項を解説する。まず，第６章では，データの種類とデータの要約について述べる。この段階は記述統計ともよばれ，あまり複雑な理論を必要としない。しかし，その後に続く統計的推論の前に行うべきこととして非常に重要なプロセスである。第７章では，統計的推論の基礎となる標本と母集団の考え方を解説する。統計的推論が行われる理由は，通常得られる大部分の観察データが何らかの母集団から抽出された標本であることに起因する。この標本と母集団との理論的関係は，統計学の本質を理解する上で非常に重要である。第８章では統計的推定，第９章では統計的仮説検定を取り上げる。いずれも統計学的方法の核心部分を占める大きなテーマである。第８章の統計的推定では，疫学では頻繁に用いられる母平均の区間推定の方法を中心に推定の基礎と計算方法を解説する。第９章の統計的仮説検定では，仮説検定の手順，２群の平均の比較，分散分析，多重比較，クロス表の検定，その他の重要な検定方法について述べる。第10章では，疫学において非常に応用範囲の広い相関係数，回帰分析，重回帰分析，ロジスティック回帰分析を取り上げる。

第6章　データの種類とデータの要約

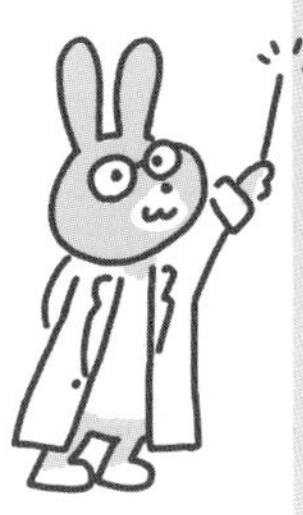

疫学はデータ解析の道具として統計学を用いる。本章では疫学と保健統計に不可欠な統計学の基礎を学ぶ。疫学研究で集めた調査データを取り扱う際には，いくつかの基本的な原則がある。この基本原則を理解するためにはまず，データの特徴によって分類されたデータの種類を把握しておく必要がある。大きく量的データと質的データの２つに分けることができ，さらにそれぞれが２つに分けられ，データは合計４つの尺度に分類できる。このデータ尺度によって，使用可能な四則演算が異なり，用いるべき要約統計量およびその後の統計解析手法が異なってくる。

本章では，データの尺度について学び，さらに統計処理の最初に行われるデータの要約方法について学ぶ。

1. 尺　　度

尺度（scale）とは，調査データがもつ数学的な特性に基づき評価する基準のことである。以下の４つの尺度がある。まず大きく２つに分けられ，一定の単位があって，数えたり，ものさしなどで測れ，さらに足し算・引き算ができる特性をもつデータが量的データ（定量データ）である。また，一定の単位もなく，ものさしなどで測れず，足し算・引き算ができないのが質的データ（定性データ）である。さらに量的データは絶対的ゼロ点の有無という特性によってさらに２つに分けられ，質的データはデータ間の順序の有無で２つに分けられる（表6-1）。

表6-1　４つのデータ尺度

データの種類	尺度の種類	尺度の意味	例
質的データ	名義尺度	順序に意味なし 名義で区別することに意味がある	クラス，性別，血液型 介入の有無，症状の有無
	順序尺度	順序に意味がある	短距離走の順位，体格判定，主観的健康感，摂取頻度
量的データ	間隔尺度	絶対的なゼロ点なし 数値の間隔に意味がある	摂氏温度，西暦年，時刻，知能指数，偏差値
	比尺度	絶対的なゼロ点あり 数値の比率に意味がある	身長，体重，BMI，血圧，年齢，摂取エネルギー，売上金

注）質的データはカテゴリーデータ（category data）ともいわれる。

1）名義尺度

質的データで，かつ順序に意味がなく，区別することに意味がある尺度を，名義尺度（名目尺度）（nominal scale）という。名称（名義）自体には意味があるが，順序も大きさもないという特性をもっている。

例：性　別　　1．男性　　2．女性
血液型　　1．A型　　2．B型　　3．AB型　　4．O型
所属学科　　1．保健学科　　2．管理栄養学科　　3．健康スポーツ学科
症状　　0．ない　　1．ある

男性を1，女性を2で表したとき，1＋2＝3，あるいは1×2＝2という数式は意味をなさないように，名義尺度は四則演算（足し算・引き算および掛け算・割り算）ができない。

2）順序尺度

質的データで，かつ順序に意味がある尺度を，順序尺度（ordinal scale）という。小さいものから大きいものへ，低いものから高いものへ，というように何らかの基準に従って順に並べられているため，順序に意味をもつ特性がある。

例：肥満度分類　　1．やせ　　2．普通　　3．過体重　　4．肥満
主観的健康感　　1．良い　　2．まあ良い　　3．普通
　　4．あまり良くない　　5．良くない
摂取頻度　　1．食べない　　2．月に1～2回　　3．週に1回
　　4．週に3～4回　　5．毎日1回　　6．毎日2回以上

順序尺度は，間隔（差）に意味をもたない質的データであるため，四則演算ができない。

3）間隔尺度

量的データで，かつ絶対的ゼロ点をもたないデータを測定する尺度を，間隔尺度（interval scale）という。数値に絶対的ゼロ点をもたないとは，例えば摂氏温度は物理的な現象の氷点を0℃と定義しているので，絶対基準となる0をもたないことになる。また，15℃と25℃の差の10と30℃と40℃の差の10は等しいように，2つの差の数値が同じとき，差の元になっている2つの数値間の距離は等間隔

である，というように間隔に意味をもつ特性がある。

さらに，絶対的ゼロ点をもたない数値は，足し算・引き算はできるが，掛け算・割り算ができない特性をもっている。

4）比　尺　度

量的データで，かつ絶対的ゼロ点をもつデータを測定する尺度を，**比尺度**（比率尺度）（ratio scale）という。通常は0以上の数値をとり，固有の単位をもち，0は「何もない（無）」，つまり絶対的ゼロ点（原点）として特別な意味をもつ特性がある。例えば摂取エネルギーでは，0kcal のことを指し，エネルギーを全く摂取していない状態のことを意味する。同様に重さで0g は重量がないことを意味している。このようなデータには身長，体重，血圧，年齢，血中の測定データ，摂取栄養素量など，保健分野で扱うさまざまなものがある。さらに，絶対的ゼロ点をもつ数値は，四則演算ができるという特性がある。例えば，20歳と15歳の和の 35 や60歳と80歳の差の 20 には意味があり，さらに10歳と20歳の2つの数値の比は2（または1/2）であり，0という絶対的基準があるため，その比もおのずと意味をもつ。同様に，身長と体重から算出されるBMI（体重kg/身長m^2）のように比尺度データどうしの比も意味をもつ。このように比率に意味をもつのが比尺度の特性である。

2．4つの尺度の関係

尺度は数値が固有にもつ情報量に応じて順序関係をもっており，順位が低い（情報量が少ない）ものから「名義尺度 ＜ 順序尺度 ＜ 間隔尺度 ＜ 比尺度」となる。尺度が上位であればあるほど，データの数値がもち合わせる特性が増え，情報量も増えていく。「比尺度」は「間隔尺度」以下の特性を合わせもち，「間隔尺度」は「順序尺度」以下の特性を合わせもつ。

このように尺度には順序関係があるため，上位尺度である「比尺度」「間隔尺度」で表わされたデータを，下位尺度である「順序尺度」「名義尺度」に変換することができる。しかし，その逆の下位尺度を上位尺度に変換することは，特別な場合を除いて基本的にできない。例えば，BMIは比尺度で 20.3 とか 26.5 と示されているときは，順序尺度の「普通」「過体重」や，さらに名義尺度の「肥満に該当なし」「肥満に該当あり」に変換できる。しかし，逆に「普通」「過体重」から，BMIに変換することはできない。

このように量的データを質的データに変換すると，せっかくの詳細な情報量は失われてしまうことになる。しかし，データを変換して集計することによって，結果がわかりやすくなる場合がある。

例えば，成人男性における年齢と喫煙状況のデータで考えてみたい。年齢を比尺度のままで集計すると，表6-2のような集計表が作成できる。喫煙者も非喫煙者も平均年齢は50歳代なかばでそれほど変わらないようにみえる。

表6-2　喫煙状況　（男性n = 3,106）

	喫煙者	非喫煙者
人数（%）	1,244（40.1）	1,862（59.9）
年齢（平均値 ± 標準偏差）	55.0 ± 15.1	56.7 ± 16.8

しかし，比尺度の年齢を10歳ごとに区切って，20歳代，30歳代のように順序尺度に変換をすると表6-3のような集計表と図6-1が作成できる。表6-3から喫煙者は40歳代から60歳代に多く，非喫煙者は年齢とともに増加して70歳以上で最も多いことがわかる。比尺度を順序尺度に変換することによって，対象集団の喫煙状況における年齢特性がわかりやすくなった。このように量的データを質的データに変換すると，もともとあった量的な情報は失われてしまうが，集団全体の傾向がわかりやすくなる場合がある。しかし，変換する際には，データの情報量を少なくする処理が適切であるか注意が必要である。

表6-3　年齢階級別　喫煙状況

	喫煙者 人数（%）	非喫煙者 人数（%）
20歳代	63（ 5.1）	191（10.3）
30歳代	160（12.9）	190（10.2）
40歳代	240（19.3）	237（12.7）
50歳代	265（21.3）	297（16.0）
60歳代	277（22.3）	393（21.1）
70歳以上	239（19.2）	554（29.8）
合　計	1,244（100）	1,862（100）

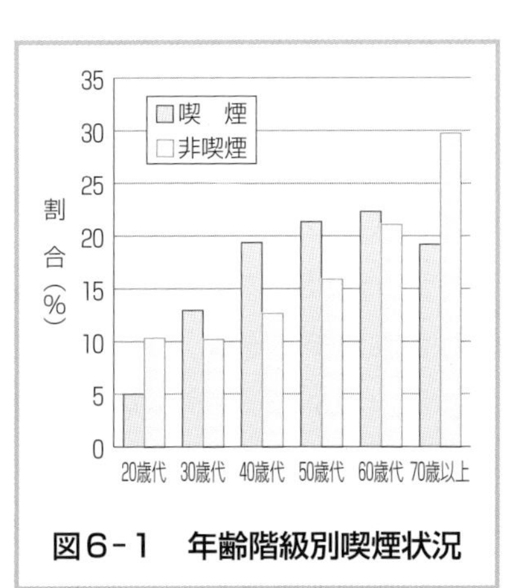

図6-1　年齢階級別喫煙状況

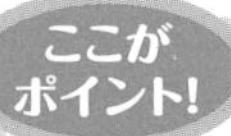

ダミー変数

統計解析では，ある性質（症状）があるか・ないかや該当・非該当という名義尺度の表現に，1「ある（該当）」・0「ない（非該当）」の2値で表現し目的変数（原因を受けて起こった結果となっている変数）として解析に使用することがある。さらに，下表のように，血液型に割り当てた1～4の数値（カテゴリー）ごとに新たな変数を作成して，1「該当」・0「非該当」で数値を再割り当てして入力する。この新たに作成した変数をダミー変数といい，カテゴリーデータを数字に変換する手法のことである。このダミー変数を作成することによって説明変数（何かの原因となっている変数）として解析に使用できる。

ダミー変数

ID	血液型（文字）	血液型（数値）	A型ダミー	B型ダミー	AB型ダミー	O型ダミー
1	A型	1	1	0	0	0
2	B型	2	0	1	0	0
3	O型	4	0	0	0	1
4	AB型	3	0	0	1	0
5	A型	1	1	0	0	0
6	O型	4	0	0	0	1
7	A型	1	1	0	0	0
8	B型	2	0	1	0	0
9	AB型	3	0	0	1	0
10	O型	4	0	0	0	1

3．離散量と連続量

データは，4つの尺度とは別に，連続データ（continuous data）と離散データ（discrete data）に分類されることもある。連続データは身長，体重，血圧のように，実験や観察から得られる多くのデータで，連続的な数値（連続量）として測定される。離散データは飛び飛びの値（離散量）しかとらないデータのことで，例えば，人の数，虫歯の数，歩数などがある。これらは1，2，3，4のように整数の値をとり，0.5人，1.5本などと数えることはできない。また，統計解析では，質的データも離散データと同じように取り扱われることが多い。統計学ではデータが連続量であるか離散量であるかによって，データに適用される分布の種類や分布の特徴を示す表現方法などが異なる。

4．データの要約

調査によって得られたデータは，そのままではどのような特徴をもった集団なのかわからない。そこで集団の特徴を明らかにし，その後の解析の見通しを立てるためにデータの要約が必要になってくる。データを要約する方法として，表の作成（度数分布表，クロス表など），グラフの作成（ヒストグラム，散布図など），データの特徴を示す統計量の算出（平均値，分散，標準偏差，中央値など）が行われる。このプロセスで異常値（または外れ値）の検出，分布の形の把握ができるだけでなく，何らかの傾向や仮説が想定されることもある。このように収集したデータの特徴をわかりやすく表現することを，統計学では**記述統計**（descriptive statistics）という。なお，調査（標本）データの特徴を明らかにする記述統計に対して，標本データを分析して母集団全体の特徴を推測することを**推測統計**という。

質的データは四則計算ができないため，データ集計の統計量として意味があるのは，名義尺度は頻度のみである（表6-4），順序尺度は頻度，最頻値，中央値のみである。頻度は割合（百分率：%）によって表現される。

表6-4の集計結果を図で表したものが図6-2の**度数分布図**である。**円グラフ**（図6-3）や**内訳図**（図6-4）は構成割合をみるのに適している。図6-3は「睡眠で十分休養がとれているか」を4つの選択肢で設問した結果である。さらに男女に分けて1日の平均睡眠時間について6つの選択肢で設問した結果が図6-4である。

では，量的データの要約はどのように行うのだろうか。数値自体が意味をもち四則計算ができる量的データでは，データの要約を行う多くの統計量がある。データ集計では，まずは**度数分布表**を作成し，度数分布図（**ヒストグラム**）を描き，デー

表6-4　血液型の度数分布

血液型	度　数	割　合 (%)
A型	385	38.5
B型	215	21.5
O型	305	30.5
AB型	95	9.5
合計	1,000	100.0

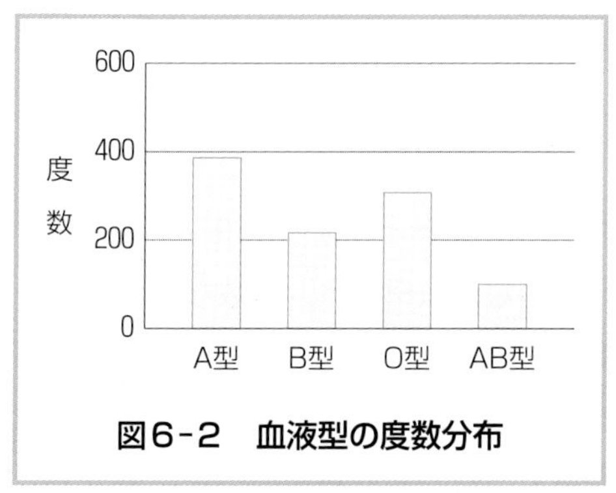

図6-2　血液型の度数分布

注）質的データの度数分布図は，分布が離散的であることがわかるように，棒と棒の間隔をあけて描く。

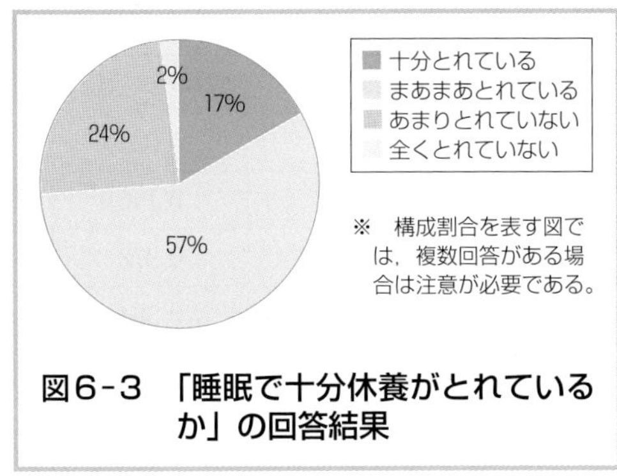

図6-3　「睡眠で十分休養がとれているか」の回答結果

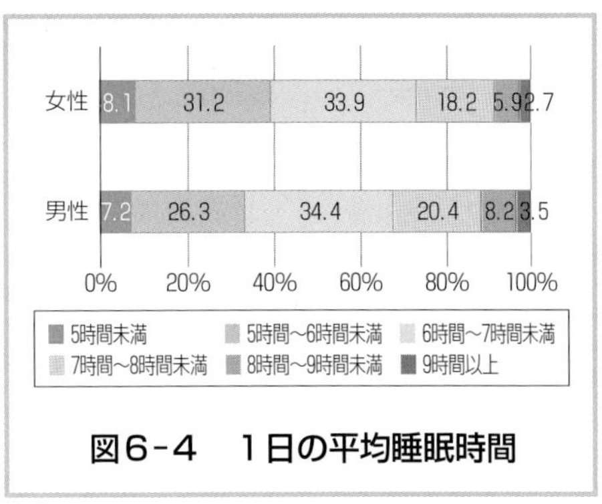

図6-4　1日の平均睡眠時間

タの散らばり具合（分布）を視覚的に把握する。また，量的データの基本的な特徴を表す指標である基本統計量（要約統計量）の算出を行う。基本統計量は，データの中心傾向を表す代表値（average）と，データのばらつきの大きさを表す散布度（dispersion）に大きく分けられる。

1）度数分布表とヒストグラム

度数分布表は，データをあらかじめ一定の間隔で区切り，その間に入るデータの数（度数）を数える。この区切った範囲を階級，その幅を階級幅，階級の中央の値を階級値という。データ数が十分に大きいときには，階級の数（ヒストグラムの棒の数：ビン数）は10～20個が適当とされ，最大値と最小値の間を10～20個に分けるとよい。

表6-5は女性看護師500名におけるBMIの度数分布表である。本例の最小値は 16.3，最大値は 25.9 であるため，その差 9.6 である。よって10個の階級で階級幅を1としてまとめている。各階級の小さいほう（あるいは大きいほう）から度数を次つぎに加えて合わせたものを累積度数という。さらに，各階級の度数を総度数に対する百分率で表したのが相対度数，そしてそれを次つぎに加え合わせて示したのを累積相対度数という。また，横軸（X軸）に階級（値）を，Y軸にその度数を比例した高さの柱で描いたのがヒストグラムである（図6-5）。このヒストグラムより，BMI 18 以上 19 未満の看護師が最も多く，次いで 19 以上 20 未満であることがわかる。標準BMI 22 よりは全体的に低いほうに分布がシフトした集団であることがわかる。

ヒストグラムはデータがどのような分布をしているのか視覚的にその特徴をとらえることができるため，解析の前には必ずヒストグラムを描いて分布を確認する必要がある。

表６-５　女性看護師におけるBMIの度数分布

階　級	階級値	度数(人)	累積度数（人）	相対度数	累積相対度数
16以上17未満	16.5	14	14	0.028	0.028
17以上18未満	17.5	59	73	0.118	0.146
18以上19未満	18.5	116	189	0.232	0.378
19以上20未満	19.5	103	292	0.206	0.584
20以上21未満	20.5	81	373	0.162	0.746
21以上22未満	21.5	48	421	0.096	0.842
22以上23未満	22.5	31	452	0.062	0.904
23以上24未満	23.5	20	472	0.040	0.944
24以上25未満	24.5	16	488	0.032	0.976
25以上26未満	25.5	12	500	0.024	1.000
計		500		1.000	

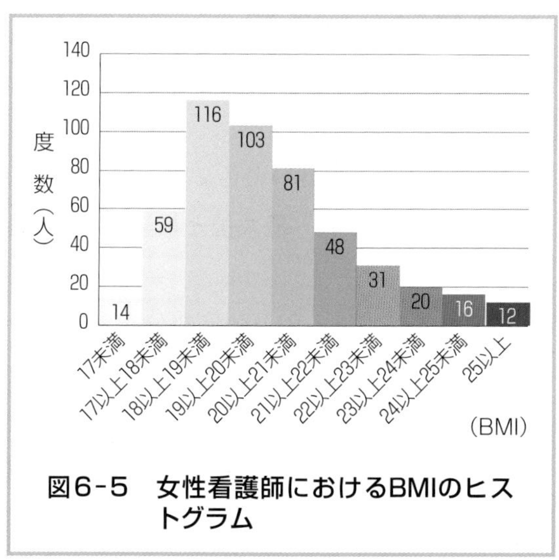

図６-５　女性看護師におけるBMIのヒストグラム

注）連続量の度数分布は，分布が連続的であることがわかるように棒の間隔をあけず隣接して描く。

2）代　表　値

量的データの場合，度数分布の中心傾向を表す値を代表値（average）といい，図６-６のようなものがある。

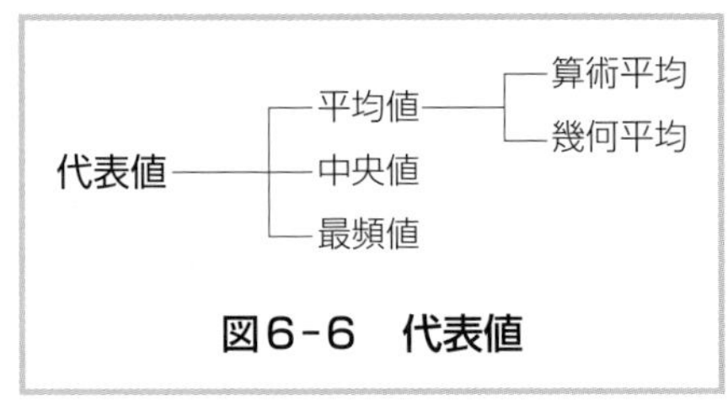

図6-6　代表値

①**平均値**（mean）　平均値は，最も代表的な代表値である。

・**算術平均**（**相加平均**）（arithmetic mean）：一般的に平均といえば算術平均のことを指すことが多い。すべての観測値（$X_1 \sim X_n$）を足し合わせて，それをデータの標本サイズnで割った値である。

$$\text{算術平均} = \frac{\text{観測値}\quad X_1 \sim X_n \quad \text{の合計}}{n}$$

平均値はヒストグラムの分布が左右対称の釣鐘のような形をしているときは，その集団の特徴を表現するのに適した代表値である。

・**幾何平均**（**相乗平均**）（geometric mean）：幾何平均は，互いに掛け合わせることが多い値や指数関数的性質のあるデータに使うことが多く，例えば，人口増加率や財政投資の利率，物価指数などの代表値として用いられる。幾何平均は各観測値の積を求め，そのn乗根を計算する。実際の計算では，「幾何平均の対数は，対数変換した観測値の算術平均値に等しい」ことから，観測値を対数変換して，その算術平均値を計算してから，真数に変換して求められる。

$$\text{幾何平均} = \sqrt[n]{\text{各変数の積}} = \sqrt[n]{X_1 \cdot X_2 \cdots\cdots X_n}$$

② **中央値**（median）　中央値とは，データを大きさ順に並べたとき，その順番が中央になる値である。n個の観測値がある場合，nが奇数のときは $\frac{n+1}{2}$ 番目，偶数のときは $\frac{n}{2}$ 番目と $\frac{n}{2}+1$ 番目の観測値の平均値が中央値である。中央値は分布が偏っている集団の代表値として有用な値である。

③ **最頻値**（mode）　最頻値とは，データの中で最も度数の多い数値で，度数分布表の中では最も度数の大きい階級値のことである。

3）代表値の特性

この3つの代表値は，左右対称に近い釣鐘型の分布をしている場合は，平均値，中央値，最頻値はほぼ同じになる（図6-7：中央）。左裾が長く右にピークがある分布（図6-7：左）では平均値，中央値，最頻値の順に大きくなり，右裾が長く左にピークがある分布（図6-7：右）では最頻値，中央値，平均値の順に大きくなる関連がある。

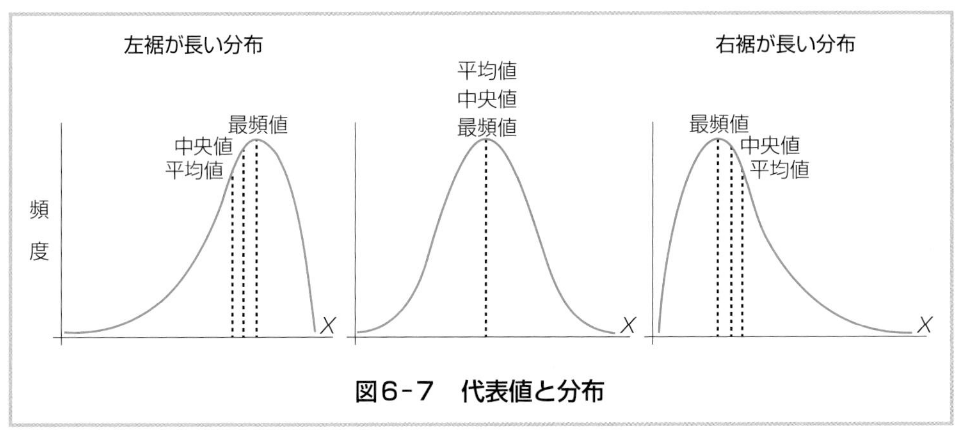

図6-7　代表値と分布

ここがポイント!

分布と代表値

左右対称な分布の場合は，代表値として算術平均が最もよく使われるが，算術平均は**外れ値**（他の値から大きく外れた値のこと）の影響を受ける。これに対して，中央値や最頻値はデータを大きさ順に並べたときの位置を示す値なので，外れ値の影響を受けにくい。また，中央値は分布が左右に偏っているデータでは，平均値よりも代表値として優れている。このように，分布の形によって，データの要約に用いる基本統計量が違うので注意したい。

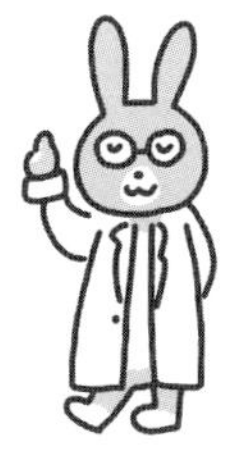

4）散布度：データのばらつきを知る

散布度（dispersion）とは，データが代表値の近くに集中して分布しているか，散らばって分布しているかを示す。平均値は同じでも，散布度が異なると分布の様子も異なってくる（図6－8）。

散布度で代表的なものには，図6－9のようなものがある。

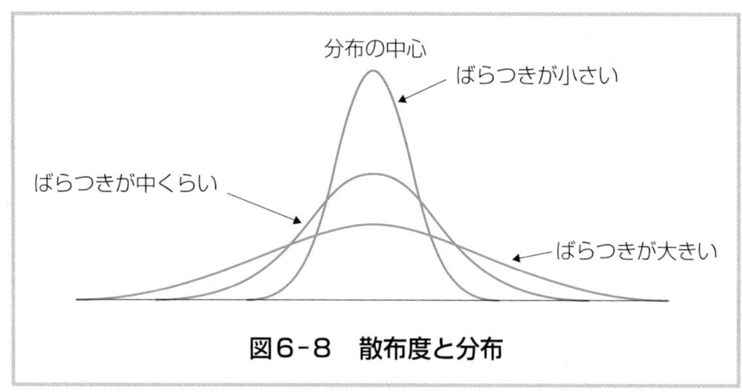

図6－8　散布度と分布

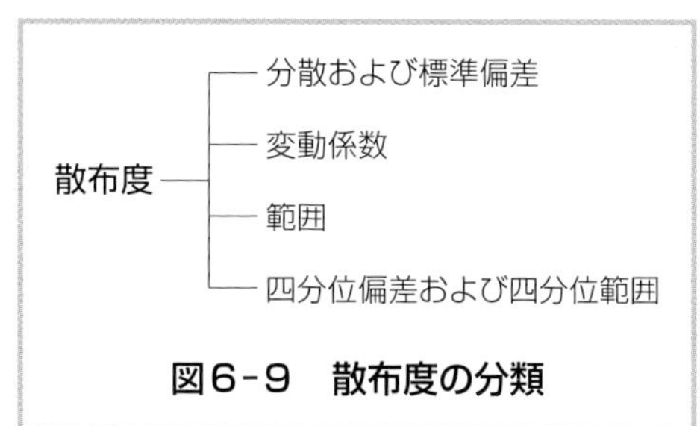

図6－9　散布度の分類

（1）分散と標準偏差

散布度を測る原則は平均からの**偏差**（観測値と平均との差）である。しかし，単純に偏差の合計を行うとゼロになるという性質があるので，平均をしてもゼロになる。そこで偏差の２乗（偏差平方）の和（**偏差平方和**）をとり，標本サイズnで割る，これを**分散**（variance）という。**標準偏差**（standard deviation：SD）はこの分散の平方根である。

$$分散 = \frac{偏差の２乗の合計}{n} = \frac{偏差平方和}{n}$$

$$標準偏差 = \sqrt{分散} = \sqrt{\frac{偏差平方和}{n}}$$

（2）変動係数

平均値と標準偏差および中央値と四分位範囲（p.85）により，データの分布の様子は知ることはできる。しかし，単位の異なる他のデータと散らばりの程度を比較したい場合は，**変動係数**（coefficient of variation：CV）を用いる。平均値に占める標準偏差の割合で単位をもたないが，100 を乗じてパーセントで表記することもある。

$$変動係数 = \frac{標準偏差}{平均値}$$

例えば，看護師500名の調査における体格についてまとめた表6-6をみてみよう。身長や体重は左右対称の釣鐘型の分布をすることが知られているため，平均値と標準偏差で示している。身長や体重は単位が異なるため，標準偏差からだけではどちらの散布度が大きいか比較できないが，変動係数を求めると身長が3％，体重が 12％で身長より体重のほうがばらつきが大きいことがわかる。また，BMIと理想BMIの変動計数は，それぞれ 11％と7％であり理想のBMIはばらつきが小さく，対象女性が理想と考える体格にはある一定のコンセンサスがあることが推測される。

表6-6　年齢別の体格

	mean ± SD	変動係数（%）
身長（cm）	158.1 ± 5.2	3
体重（kg）	51.2 ± 6.0	12
BMI	20.5 ± 2.3	11
理想体重（kg）	48.9 ± 4.4	9
理想BMI	19.6 ± 1.5	7

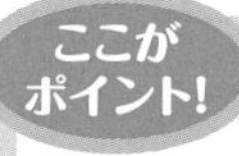

基本統計量の表記

左右対称の釣鐘型分布のデータの基本統計量は，**平均値**と**標準偏差**（mean ± SD）で表記される（表6-6）。一方，左右非対称のデータ分布の基本統計量は，**中央値**と 25％から 75％の**パーセンタイル**で表記される（表6-7）。

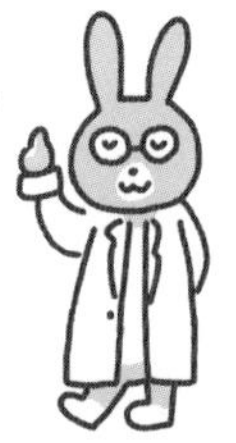

（3）範囲（分布幅）

範囲（range）とは，最大値と最小値の差のことである。しかし，極端に大きい値や小さい値が含まれる場合は，範囲は大きくなる。このように外れ値の影響を受けやすく，観測数が大きくなれば範囲も一般的に大きくなることから，観測数の影響を受けやすい。

（4）四分位偏差，四分位範囲

範囲は外れ値の影響を受けるが，このような欠点を除くのがデータを大きさ順に並べて 25％ずつに区切って考えるものが四分位偏差（interquartile deviation）である（図6-10）。この 25％ずつに区切る点を四分位点，その観測値を四分位数（quartile）という。n個の観測データを大きさ順に並べたとき，$n/4$番目にあたる点を第１四分位（Q1），$3n/4$番目にあたる点を第３四分位（Q3）とよぶ。中央値は第２四分位（Q2）となる。

第３四分位点から第１四分位点を引いた値を四分位範囲（interquartile range：IQR）という。この四分位範囲を２で割った値が四分位偏差である。

$$四分位偏差 = \frac{第3四分位点 - 第1四分位点}{2}$$

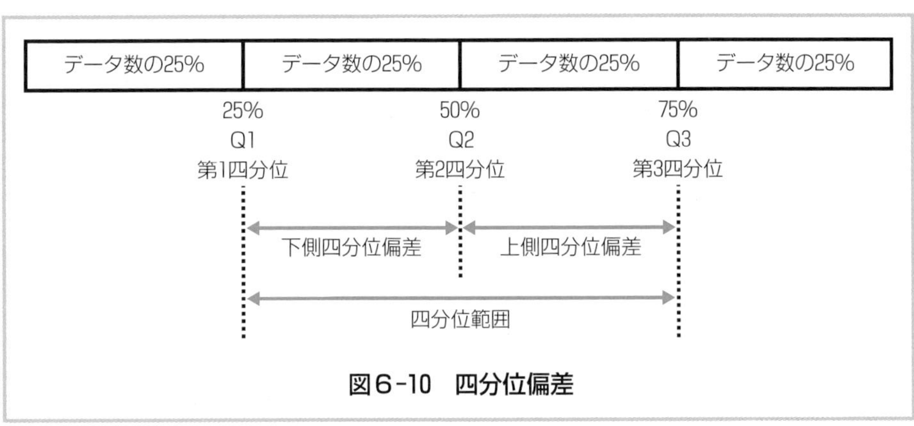

図6-10　四分位偏差

25％のパーセンタイルから 75％のパーセンタイルの四分位の範囲は，中央値を代表値とする場合の散布度を表す指標として用いる。表６-７は看護師500名の食品群別摂取量を示している。食品群別摂取量は左右対称の分布をしていないので，中央値および 25％と 75％のパーセンタイルで表記する。

表6-7　看護師500名の食品群別摂取量 (g)

	中央値	四分位範囲 (25%-75%)		中央値	四分位範囲 (25%-75%)
穀　類	349.8	270.4-417.6	藻　類	9.9	2.5-13.6
いも類	45.0	18.0-55.0	魚介類	58.0	37.4-90.1
砂糖・甘味料類	3.5	2.0-5.2	肉　類	59.3	43.1-79.6
豆　類	45.9	27.9-83.3	卵　類	23.6	21.2-47.1
緑黄色野菜	81.1	49.7-122.9	乳　類	104.4	48.2-150.0
その他の野菜	116.6	80.0-173.4	油脂類	8.6	5.7-11.4
果実類	109.2	60.3-174.4	菓子類	52.9	31.7-91.2
きのこ類	9.2	4.1-18.5			

5）分布の形

平均と標準偏差で分布のおおよその形は把握できるが，さらに考慮しなくてはならないのが，分布の歪みと尖り具合である。

(1) 歪　　度

歪度は，分布の非対称度を表す指標で，ひずみ度，ゆがみ度などともいう。歪度は偏差の３乗和が用いられることによって，非対称性が強いほど数値が大きくなり，正負の符号によりゆがみの方向性もわかる。歪度は，正の値をとれば右裾が長く左にピークが偏っていることを示す。負の値をとれば左裾が長く右にピークが偏っていることを示す。左右対称分布であれば，歪度はゼロである（図6-11）。

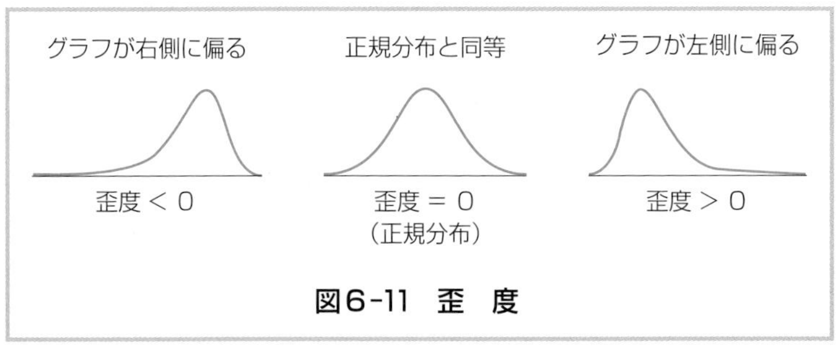

図6-11　歪　度

(2) 尖　　度

尖度は，分布の尖り具合を表す指標である。尖度は，正の値をとれば尖り具合が鋭くなり，負の値をとれば尖り具合が鈍い分布となる。正規分布をとれば，尖度はゼロである（図6-12）。

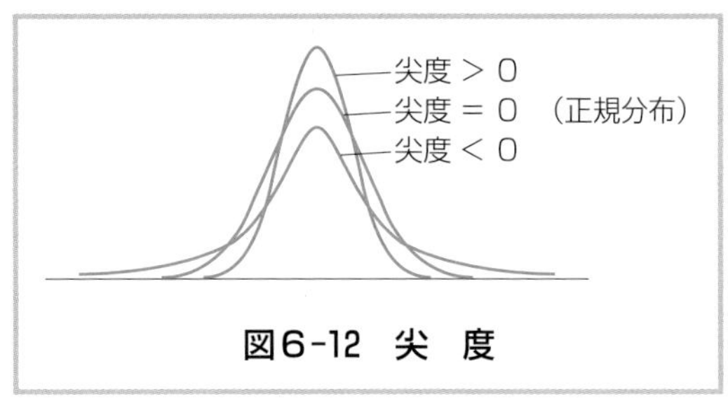

図6-12　尖　度

6） 2つの変数間の関係

２つの変数間の関係性を示す場合においても表（クロス表など），グラフ（散布図など），指標（相関係数など）によってデータの特徴を記述する。

（1）クロス表

質的データの２変数の関係性をみる際にはクロス集計を行う。クロス集計結果を示す表をクロス表（クロス集計表）という。表６－８は看護師500名の婚姻状況と朝食欠食についてのクロス集計結果である。２変数を表頭（横方向：項目は列方向）と表側（縦方向：項目は行方向）におき，その人数と割合（％）を示す。表頭と表側のおき方に決まりはないが，影響を与える側（説明変数）を表側，影響を受ける側（目的変数）を表頭にして，横％表（横方向の合計が 100％になるように作成された集計表）にすることが多い。

表６－８から，女性看護師において未婚である者の朝食欠食割合は 34.9％，既婚者は 10.5％と，未婚の看護師は朝食欠食が多い傾向が推察できる。このような関連は，第９章で統計学的にその関連を明らかにする手法を学ぶ。

表6-8　婚姻状況と朝食欠食

表側↓　表頭➡	朝食欠食あり	朝食欠食なし	計（%）
	人数（%）	人数（%）	
未婚である	75（34.9）	140（65.1）	215（100.0）
結婚している	29（10.5）	246（89.5）	275（100.0）
計	104	386	490

（2） 2変数の散布図

量的データの２変数の関係性をみる場合は，散布図が適している。散布図は同一対象者の２変量の値をプロット（点を打つ）したものである。もし，２変量の間で一方の変数が他方の変数に影響を与えている場合は，影響を与える変数（独立変数または説明変数）を横軸（X軸）に，影響を受ける変数（従属変数あるいは目的変数）を縦軸（Y軸）にする。

図６-13は，その他の野菜類摂取量とカリウム摂取量との関連を散布図にしたものである。その他の野菜類をたくさん食べている人はカリウム摂取量が多くなる傾向が推測できる。

このように量的なデータ２変量の関係性を調べたいときは，まず散布図を描いて視覚的に観察することが大切である。また，散布図をみることによって外れ値をみつけることもできる。このような２つの量的データの直線的な関係性の強さは**相関係数**で表される。相関係数については，第10章で学ぶ。

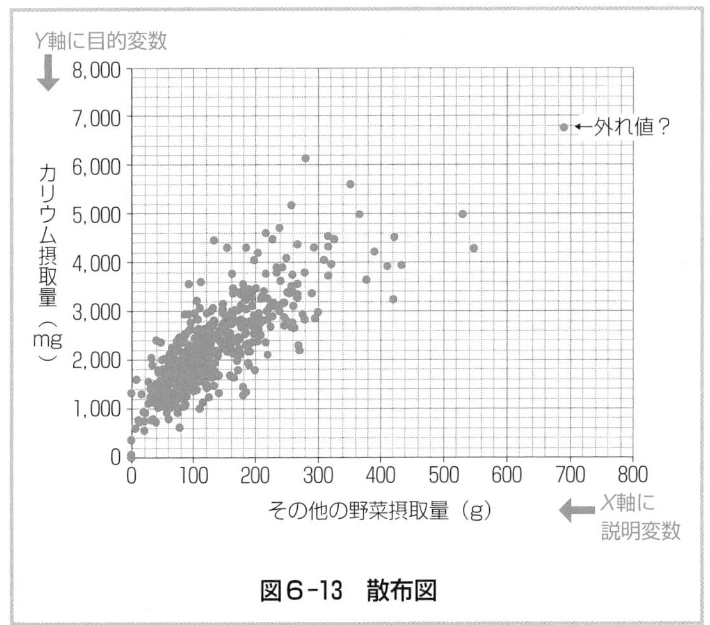

図６-13　散布図

ここがポイント!

外　れ　値

外れ値（outlier）は，他の測定値より大きく外れた値のことをいい，統計解析に入る前の分布確認の際に注意が必要である。外れ値が疑われる測定値は，測定ミス，記録（転記）ミスなどがないか確認をした上で，解析に加えるか検討が必要である。正規分布するような値であれば，残差が標準偏差の２倍から３倍以上あるデータを外れ値とすることが多い。

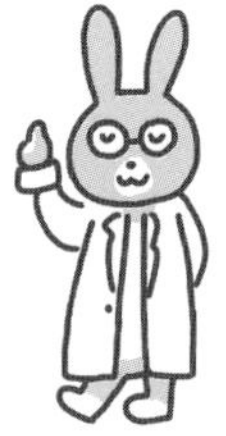

第7章　標本と母集団

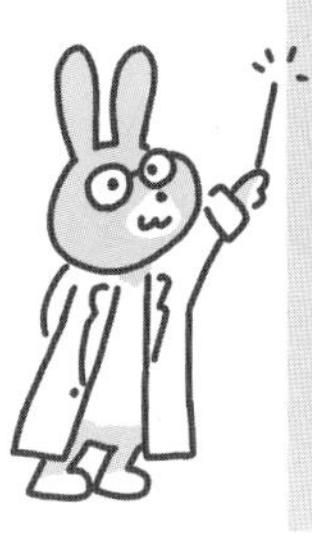

国民健康・栄養調査，患者調査など大規模な国の調査，あるいは個人・世帯・地域住民などを対象としたさまざまな保健・医療の調査は，目的集団（対象集団）から抽出された標本の調査・観察に基づいて，目的集団の特徴を統計学的に推定している。ここで，目的集団を母集団といい，調査対象として抽出された集団を標本集団という。標本集団は母集団を代表するように，偏りの少ない標本を選択することが重要になる。

また，標本集団から母集団の推定では確率分布の考え方の理解が重要となる。本章では代表的な確率分布である正規分布，標準正規分布，χ^2分布，t分布，二項分布について学ぶ。

1．母集団と標本

1）標本調査

興味をもっている対象集団の特徴を明らかにしたい場合，その対象集団を**母集団**といい，そこから一部を抽出（サンプリング）した集団を**標本集団**（サンプル）という。母集団の全体について調査することを**悉皆調査**（しっかい）（**全数調査**）というが，悉皆調査は誤差がなく正確な結果が得られる反面，膨大な費用や手間がかかる。悉皆調査の例が国勢調査や人口動態統計である。それに対して，母集団から抽出された標本について調査することを**標本調査**（サンプル調査）という。悉皆調査に比較して，手間や費用は省くことができるが，標本の選び方による誤差（**標本誤差**）が生じる。一般的に調査に要する労力や費用，時間は限られているため標本調査を行うことが多い。よって，明らかにしたい母集団の特徴（平均，分散など）は，標本集団の特徴から推定することになる。

2）母集団から標本集団の抽出法

ある大きな母集団から，その集団を代表させようとする標本を選択すると，偏って抽出する危険がある。そこで，抽出段階で調査者の「作為」や「恣意」が入って偏りが生じないように標本抽出を行う必要がある。標本を抽出する方法の中で，最も母集団の特徴をよく表す方法は無作為標本抽出法である。母集団から無作為，つまりランダムに抽出するため母集団のすべての要素が同じ確率で抽出される方法である。

本節では母集団から偏りなく標本集団を抽出する方法をいくつか示す。

（１）単純無作為抽出法

母集団の構成メンバーに一連の番号をつけ名簿（標本リスト）を作成し，乱数表やコンピュータが打ち出す乱数によって標本を選んでいく方法である。最も単純で「各要素の確率が等しい」というサンプルの「ランダム性」の保証は最も大きい。しかし，現実的には母集団の構成員全員が記載された名簿を入手し標本リストを作成するという作業があり，大きな標本リストでは手間と時間がかかるためあまり実用的でない。そこで層別抽出法，系統抽出法，多段階抽出法なども有益な方法として行われる。

（２）層別抽出法（層化抽出法）

母集団が階層（性別，年齢階級，都道府県など）よりなるとき，各階層から均一に標本を抽出することを層別抽出法という。この各階層のことを層，分割操作を層別（層化）という。

単純無作為抽出法では，偶然の産物ではあるものの，結果的に特定の年齢，性別，地域などに標本が偏ってしまうことがある。これを防ぐために，まず重要な要因，例えば，年齢や性別で対象者を層化し，層単位で標本を抽出する。

図７-１の例は年齢階級で層別を行っている。年齢構成がわかっている母集団の場合，標本集団の年齢構成を母集団と同じ割合にする。これにより重要な要因である年齢が偏ることなく標本の抽出ができる。さらに，層単位で均一に標本を抽出する際に，無作為抽出を行うのが層化無作為標本抽出法である。

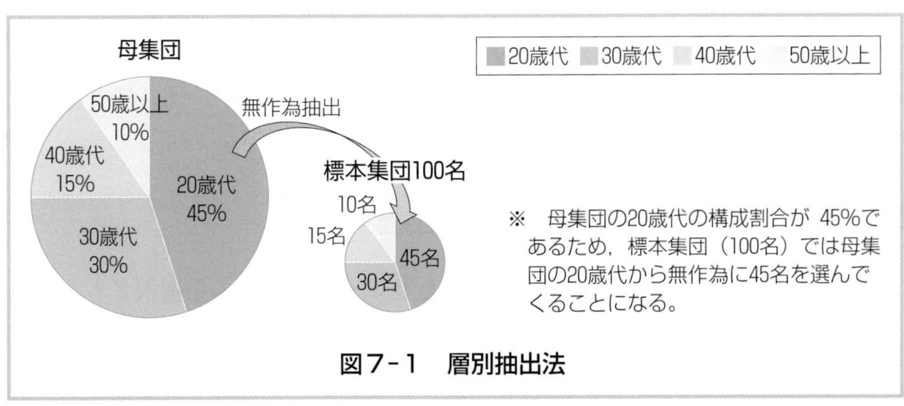

図７-１　層別抽出法

（3）系統抽出法（等間隔抽出法）

母集団の名簿から，一定の間隔をあけて標本を抽出していく方法である（図7-2）。名簿に記載されている順序に規則性がない場合には，手間がかからない割に無作為性はかなり高く保証されるためよく用いられる。さらに，名簿の順序が大きさ順になっていれば，層別効果が高くなる。

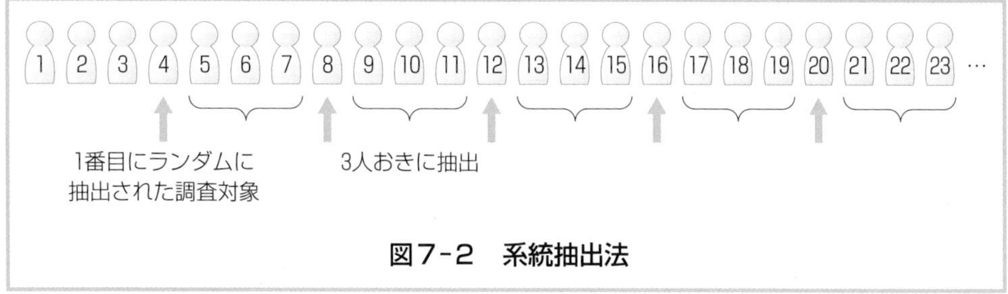

図7-2　系統抽出法

（4）多段階抽出法

母集団をいくつかの小集団（都道府県，市町村など）に区分し，その小集団を無作為抽出し，次いで，選ばれた小集団の中から個人を標本として無作為抽出する方法を多段階抽出法という（図7-3）。この方法では母集団の名簿が不要であり，抽出された小集団の名簿のみ準備すればよいため，費用と労力が軽減される。母集団が大きな大規模調査に向いているが，母集団が小さい場合は標本に偏りが生じる可能性がある。

後述する統計的推論における推定や検定では，基本的に母集団から標本集団が無作為抽出されていることが基本となる。無作為抽出を行えば，どの個体の選ばれる確率も等確率になるので，「n個の個体を取り出す」という行為が確率における「試行」になるため，確率論が適用できる。標本抽出の際には，よくいわれるように

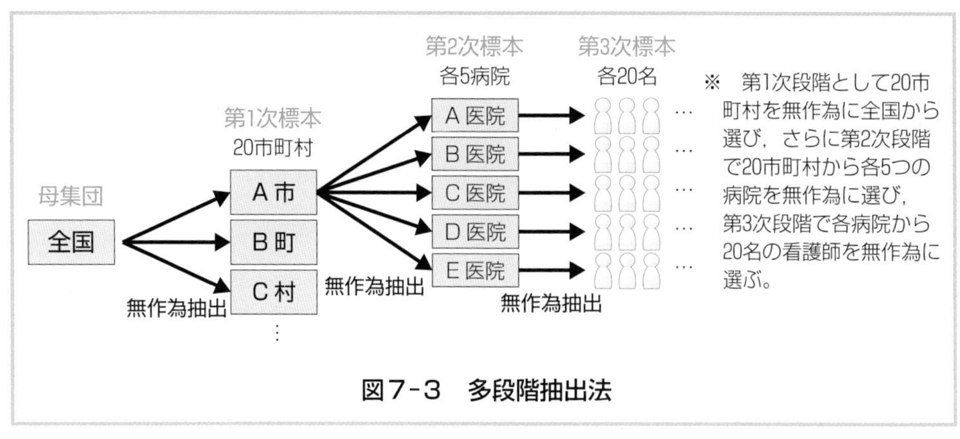

図7-3　多段階抽出法

「標本は母集団の良い縮図」として抽出されていることが重要であることを忘れてはならない。

3）標本誤差

標本調査の結果から母集団における平均値や比率を推定するときに生じる，標本値と母集団値との差を標本誤差という。この標本誤差は，いいかえると標本調査の推計値の正確さを表す数値ともいえる。この標本誤差がどの範囲の大きさで生じるかは，確率論に基づいて計算することができる。標本誤差は標本サイズを多くするほど小さくなり，また母集団内での個別データのばらつきが小さいほど小さくなる。つまり標本調査では，無作為抽出によってある程度大きな標本を集めると，標本誤差の少ない精度の高い推計結果が得られることになる。また，標本調査に伴う誤差にはこの標本誤差以外にも非標本誤差というものがある。非標本誤差とは，回収されても調査項目が無回答であったことによる誤差，回収率が 100％ではないことで偏った集団だけが回収されたことによる誤差，回収データの入力・集計・データ変換の段階での処理誤りがもたらす誤差など，標本誤差以外のあらゆる誤差のことである。全数調査では標本誤差はないが，この非標本誤差は起こりうる。このように調査に誤差はつきもので，どのような誤差が潜んでいるか調査前に想定できる誤差をうまくコントロールすること，そして得られた調査データには誤差が潜んでいるだろうという目をもつことが，真の母集団の姿を知るためには重要である。

2．統計的推論

調査（標本）データの特徴を明らかにする記述統計に対して，標本データを分析して母集団全体の特徴を推測することを推測統計という。推測統計には２つの統計学的推論があり，１つは母集団の実際の状況（平均値，有病率，オッズ比など）を推し量る推定，もう１つは特定の状況（通常は「帰無仮説」とよんでいる）と異なる可能性が高いかどうかを判断する検定である。この推定と検定は確率論を基礎としているため，確率の考え方，確率変数と確率分布の理解が重要になる。

1）確率の概念

確率（probability）とは，偶然起こる事象の，事象すべてに対する割合のことで，偶然の起こりやすさの指標である。そして，確率変数（random variable）とは，起こりうる事象に割り当てている値をとる変数のことである。例えば，サイコロを振って出る目は1，2，3，4，5，6のいずれかである。1の目が出る割合は $\frac{1}{6}$ である。これを「サイコロを振って1の目が出る確率pは $\frac{1}{6}$ である」という。このサイコロを振って出る目は確率変数であるといえる。

$$確率（数学的確率）p = \frac{問題としている事象の起こる場合の数}{起こりうるすべての事象の場合の数}$$

確率変数がとる値に対して，そのとる確率の分布を表現するものを確率分布という。例えば，サイコロを振る例では，1から6までの確率変数の値にそれぞれ $\frac{1}{6}$ という確率が対応しており，それを表で示したものが確率分布表である（表7-1）。この確率分布表を用いて，次にもう一度だけサイコロを振って3が出る確率は $\frac{1}{6}$ と考えることから，統計学では「確率変数はその確率分布に従う」と考える。調査したデータから確率分布を計算することを「確率分布を推定する」といい，そしてその推定した確率分布から，まだ手に入れていないデータも同じ確率分布から得られるものと考え，まだ手に入れていないデータを推測していく。

表7-1　サイコロの確率分布表

サイコロの出る目（確率変数：X）	1	2	3	4	5	6
確率p（X）	$\frac{1}{6}$	$\frac{1}{6}$	$\frac{1}{6}$	$\frac{1}{6}$	$\frac{1}{6}$	$\frac{1}{6}$

確率変数は，その扱うデータの性格により2種類に分けられる。サイコロの目のように飛び飛びの値をとる確率変数を離散型確率変数といい，一方，身長や体重のように連続した値をとる確率変数を連続型確率変数という。

3．主な確率分布

1）正規分布

連続型確率変数の分布の中で，正規分布（normal distribution）は論理的にも，実用的にも最も重要な分布である。身長や体重などのような連続量は，対象者となる個体数が十分に大きいとき，その測定値の分布は左右対称の釣鐘（ベル型）になることが知られている。ベルカーブ（釣鐘曲線）ともいわれる。このような分布は身長や体重の他にもエネルギー摂取量，血圧，血液成分中の各種検査値，試験の成績，雨粒の大きさなど，自然界や私たちのまわりで日常的に存在する分布である。発見者の名前をとってガウス分布ともよばれる。

（1）正規分布の特性

正規分布には以下のような特性がある。

① 完全に左右対称で，平均値，中央値，最頻値は一致する。

② 分布の形は，分布の中心を表す平均値μと分布の広がりを表す標準偏差σ（ギリシャ語でシグマと読む）の２つの変数で決定できる（図7-4）。

③ 平均値μの点で極大値をとり，$\mu \pm \sigma$ の点が変曲点となり，そこで上には凸な曲線から下に凹な曲線になる（図7-5）。

④ 平均値μを中心に標準偏差σで区切られた範囲に含まれる割合が以下のようになる（図7-5）。

$\mu \pm \sigma$ の範囲に全体の 68.3%

$\mu \pm 2\sigma$ の範囲に全体の 95.4%

$\mu \pm 3\sigma$ の範囲に全体の 99.7%

正規分布は，すべてが全く同じ曲線を描いているわけではなく，上記のような特性を満たしたさまざまな釣鐘型の形をとっている。その分布の形は図7-4のように平均値μと標準偏差σの２つの変数で決まる。平均値が同じでも標準偏差の値が大きければ，釣鐘型の山がなだらかになる（図7-4：左）。標準偏差が同じでも平均値が大きければその分布は右側に位置することになる（図7-4：右）。このよう

column

今日の降水確率 80%とは？

確率とは，「ある事象がどのくらい起こりやすいか」を数値で表している。数値で表すための考え方は，「ある事象が起こる可能性のある**十分多くの回数**の機会があるとき，そのうち本当にその事象が起こる回数の割合である」と考える。よって，天気予報で降水確率が 80%というのは，そのような予報が1,000回出された場合，800回は雨が降り，200回は雨が降らないだろうというような気象状況にあることを意味している。天気予報を信じて 80%のときに傘をいつも持っていけば，長い人生の間には，うち 80%は「濡れなくてよかった」ということになり，20%は「傘が荷物になったな」となるということである。

に正規分布は平均値と標準偏差でその分布の形が決まることから，平均値μおよび標準偏差σの２乗である分散σ^2を用いて，N（μ，σ^2）のように表される。

ある集団の調査で，対象集団の基本属性として身長や体重などが平均値 ± 標準偏差（mean ± SD）で記述されているのは，分布が正規分布しているとみなされているからである。また，平均値μを中心に標準偏差 ± σで区切られた範囲に含まれる割合が 68.3%であり，平均値μを中心に標準偏差 ± 2σで区切られた範囲に含まれる割合は 95.4%である（図7-5）。

平均値μを中心に標準偏差σで区切られた範囲に含まれる割合を切りのよい数字にして，95%の範囲は $\mu \pm 1.96\sigma$，99%の範囲は $\mu \pm 2.58\sigma$ となる。さまざまな臨床検査値の正常・異常を区別する際の基準範囲は，検査データの分布中央 95%の区間として設定されている。つまり，極端に高い 2.5%と低い 2.5%を除いた 95%が含まれる範囲を基準範囲（基準値）としている。例えば，中性脂肪

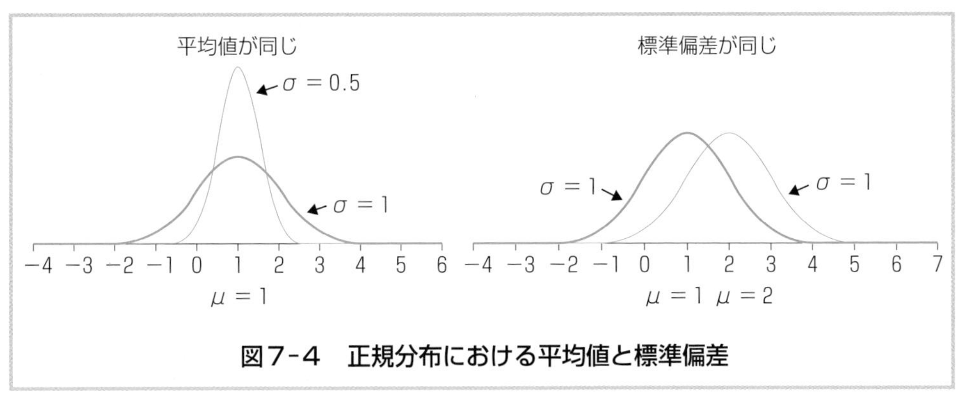

図7-4　正規分布における平均値と標準偏差

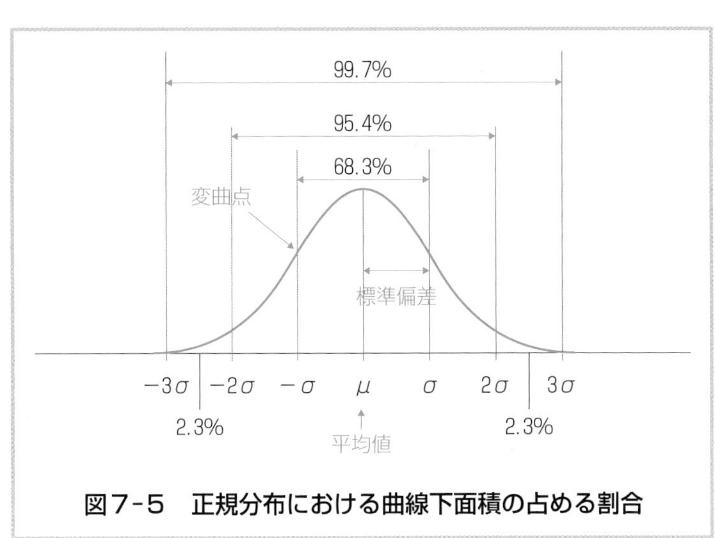

図7-5　正規分布における曲線下面積の占める割合

の基準値は 30～150 mg/dL などと表記されているが，この範囲に 95％の人の結果が含まれることを意味している。また，「日本人の食事摂取基準」における推奨量（recommended dietary allowance：RDA）は，ある対象集団において測定された必要量の分布に基づき，母集団に属するほとんどの者（97～98％）が充足している量として定義されている。不足のリスク（下限基準値）が 0.02～0.03（中間値として 0.025）である，つまり約 2.5％となる数値が設定されている。これはその栄養素の必要量が正規分布すると仮定して，分布中央 95％の区間を外れた極端に低い摂取量の者を不足と考えて推奨量に設定したということである。このように，検査データの基準値や「日本人の食事摂取基準」などにも正規分布が応用されている。

図7-6は女性看護師1,000人のエネルギー摂取量（kcal/日）のヒストグラムを示している。要約統計量は 1,747 ± 482 kcal/日で，さらに 783 kcal（－2SD）から 2,711 kcal（＋2SD）の間にほとんどの人（95.4％）の摂取量が含まれるということも正規分布の特性からわかる。エネルギー摂取量は比較的正規分布をしていることが視覚的に確認できる。実際に得られたデータが正規分布に従うかどうかをヒストグラムを描いて視覚的に確認することも重要である。

このように正規分布に従う調査データはたくさんみられるのも事実であるが，私たちが用いる検査データや栄養素摂取量などでは**対数正規分布**するものも多い。観測値の対数をとると正規分布になる分布を対数正規分布という。この分布は，分布の中心が左側に偏っている。後述（第9章参照）のパラメトリックな検定手法の前提条件は正規分布を仮定しているので，対数正規分布に近いデータを解析する際には，対数変換して正規分布に近づけてから解析することも行われている。

図7-7（A）は，女性看護師1,000人のβ-カロテン当量摂取量のヒストグラムである。左側にピークをもつ偏った分布をしている。この観測値を常用対数変換し

補足説明（数式）

正規分布

正規分布の確率密度関数は平均値と標準偏差を用いて，次の式で表される。

$$f(x) = \frac{1}{(\sqrt{2\pi} \times \text{標準偏差})} \times 2.718^{-\frac{(x - \text{平均})^2}{2(\text{標準偏差})^2}}$$

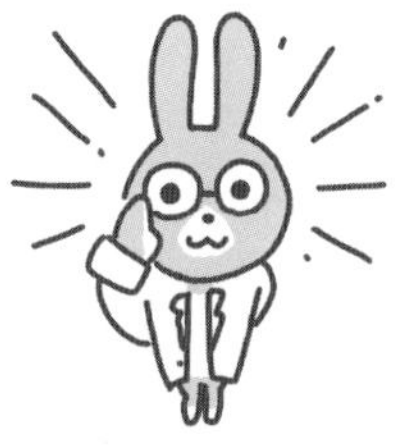

てヒストグラムに表したのが図7－7（B）である。左右対称の釣鐘型に近づいたことがわかる。このように栄養素や臨床検査データには対数正規分布をするものも多くみられる。

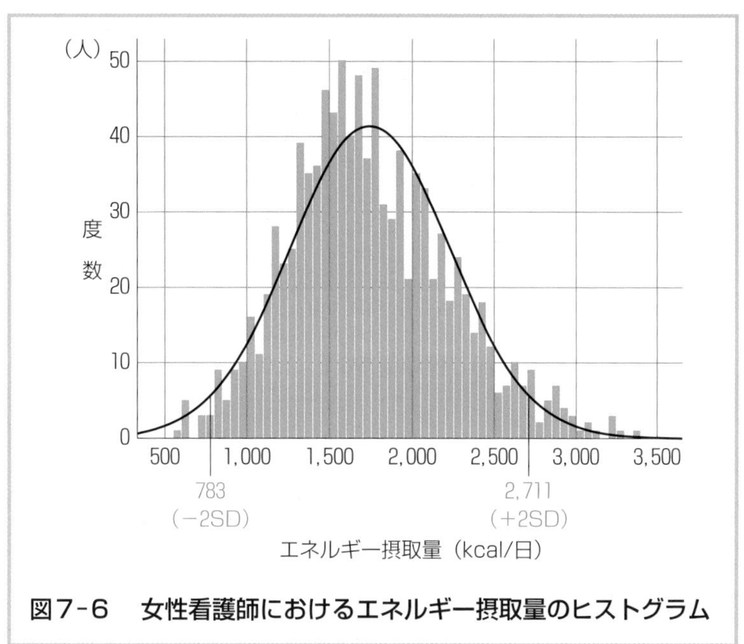

図7-6　女性看護師におけるエネルギー摂取量のヒストグラム

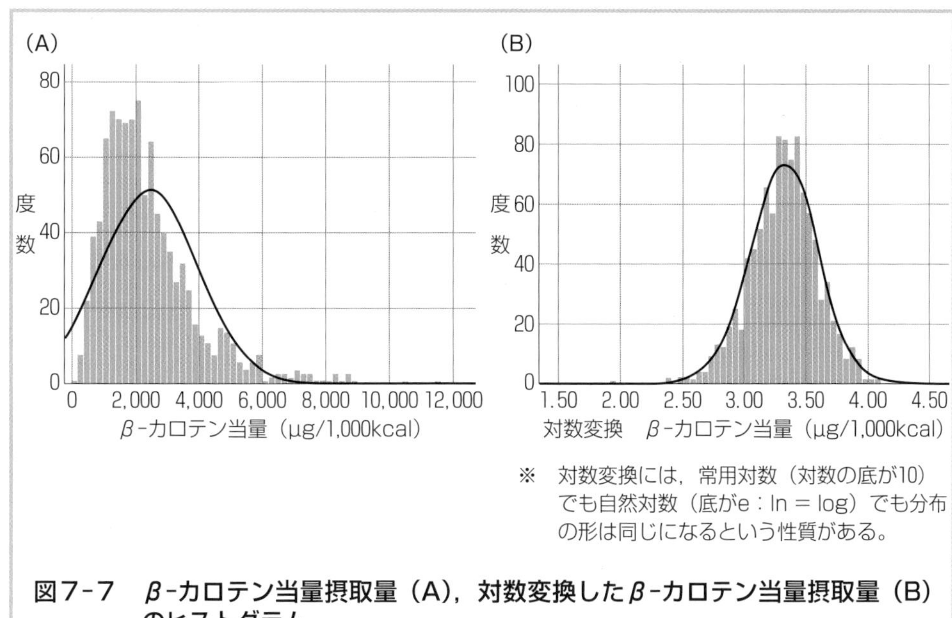

図7-7　β-カロテン当量摂取量（A），対数変換したβ-カロテン当量摂取量（B）のヒストグラム

2）標準正規分布

正規分布の中でも，平均値が0で標準偏差が1の正規分布N（0，1^2）を**標準正規分布**という（図7-8）。

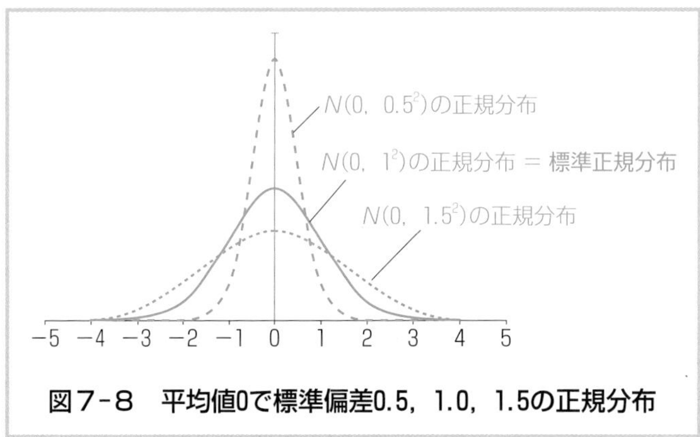

図7-8　平均値0で標準偏差0.5，1.0，1.5の正規分布

異なる分布に属するデータを比較しやすくするために，**標準化**（**基準化**）する際にこの標準正規分布に変形する作業を行う。つまり，どの分布も平均値が0で標準偏差が1の正規分布となるように標準化してから比較する。この標準化で用いられているのが**Z値**（z-score）や**偏差値**である。

Z値は，観測値Xから平均値を引いて，母集団の標準偏差で割って求められる。

$$Z値 = \frac{X - 平均値}{標準偏差}$$

Z値は標準正規分布のN（0，1^2）に従うので，異なる分布のデータでも比較することができる。Z値が1のときは，平均値0から1SD分布の大きいところに位置する，つまり下位から 84.1%（上位 15.9%）に位置していることになる（図7-9）。同様にZ値が2のときは上位 97.7%（上位 2.3%）に位置することを意味する。

子どもの発育状況から栄養状態の判定を行う際などに，このZ値が用いられている。2歳のときの体格が同年齢（月齢）の幼児に比べて大きいのか小さいのか，あるいは2歳から3歳の体格を比較して栄養の改善がみられたのかなどを知りたいときにZ値を用いると比較ができるようになる。WHOの定義では，子どもの年齢に対する体重のZ値（weight-for-age z-score：WAZ）が −2より小さいとき，「低体重（underweight）」の状態にあると判定される。Z値が −2とは，正規分布の下から 2.3%に位置する体重であり，極端に体重が少なく栄養不良の状態であることが疑える（図7-9）。このようにZ値は，同集団の中での観測値の大小（高低）の位置づけや，異なる時点での経時的な比較（上昇・下降傾向），異なる検査値や観測データ（身長と体重，エネルギー摂取量とたんぱく質摂取量など）の比較の際に大変有用である。

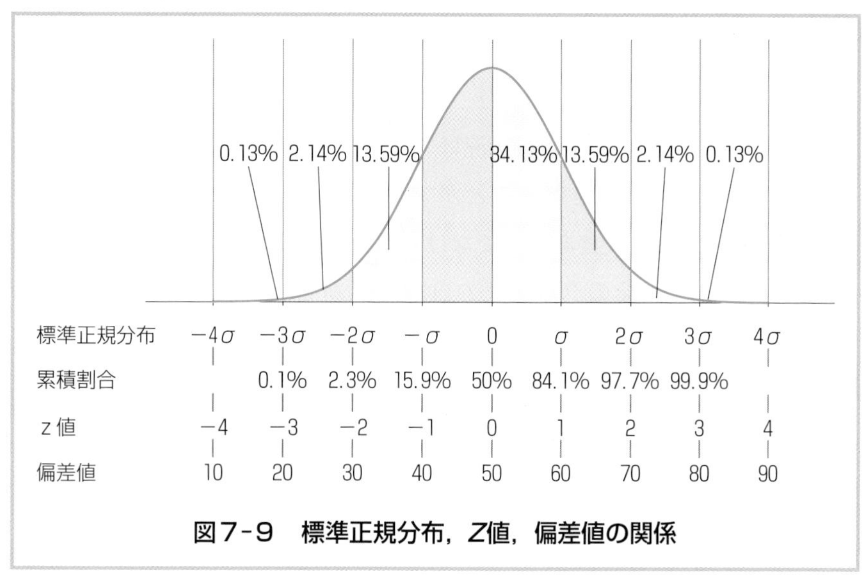

図7-9　標準正規分布，Z値，偏差値の関係

さらに，この標準化でよく用いられているのが偏差値である。偏差値は平均値が 50 で標準偏差が 10 の正規分布にデータを変換している。偏差値は以下の式で求められる。

$$\text{偏差値} = Z\text{値} \times 10 + 50$$

例えば，国家試験の模擬テストで前回は偏差値 50，今回は 60 に上がったとする。このことは，前回は受験者全体の平均（50%）に位置し，今回は順位を上げて下から 84.1%（上位 15.9%）に入ったことを意味している。

3）χ^2（カイ2乗）分布

χ^2分布（chi-square distribution）は推測統計学で最も広く利用されている分布の1つであり，質的データを分析するときに有用である。χ^2分布は確率変数X_1，X_2，X_3，……，X_nが互いに独立であり，それぞれが標準正規分布に従うとき，次の式から算出されるχ^2に従う分布を，自由度n のχ^2分布という。

$$\chi^2 = X_1^2 + X_2^2 + \cdots\cdots + X_n^2 \qquad \cdots\cdots \text{各確率変数の2乗和}$$

χ^2分布は，図7-10に示すように，正の値をとり左側にピークをもつ歪んだ分布であり，**自由度**（*df*）が決まれば分布の形が決まる特性をもつ。自由度が大きくなるほど左右対称となり，正規分布に近づく。ここで自由度*df*とは，標本サイズ*n*の観測結果，*r*個の区間にグループ分けするとき（*r* − 1）個の区間の度数が指定されれば，残りの1区間の度数は*n*からおのずと決まってしまう。よって，自由度は（*r* − 1）である。表6-8（p.87）で例に示した婚姻状況と朝食欠食の2 × 2のクロス表で考えてみたい。婚姻状況は「未婚である」でなければ「結婚している」であるため，自由な値をとることができるのは1つ，つまり自由度は1である。同じく朝食欠食も「欠食あり」でなければ「欠食なし」なので，自由度は1である。つまりこの2 × 2のクロス表の自由度は 1 × 1 = 1 となる。独立性の検定では，2 × 2のクロス表は自由度1のχ^2分布にχ^2統計量は従うことになる。χ^2分布はこのような独立性の検定（第9章参照），母分散の区間推定，適合性の検定などに利用される。

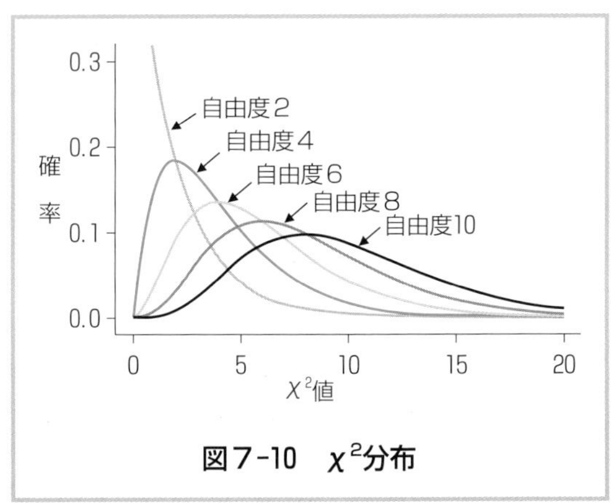

図7-10　χ^2分布

4）*t* 分 布

***t* 分布**（t-distribution）は**スチューデントの *t* 分布**ともよばれ，推測統計学では非常に重要な分布の1つである。標準正規分布に従う*Z*と自由度*n*のχ^2分布*W*があり，これらが互いに独立であるとき，次式で与えられる *t* 値の分布を自由度*n*の *t* 分布という。

$$t = \frac{Z}{\sqrt{\frac{W}{n}}}$$

t 分布は自由度が大きくなるほど正規分布に近づいていく（図7-11）。t 分布は（小さな標本の）母平均の推定，平均値の差の検定（第9章参照）などに利用される。

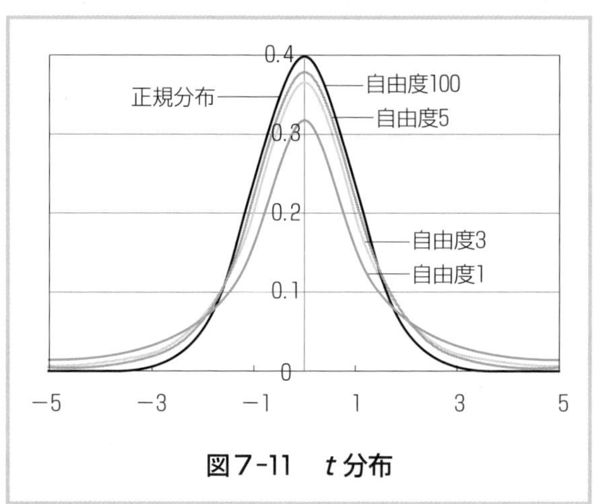

図7-11　t 分布

補足説明（数式）

t 分布の定理

t 分布は次の特性をもつことが知られている。

正規分布に従う母集団から得られたn個の標本がある。この標本平均$\overline{X}$，標本分散s^2（標準偏差s）（第8章参照）とすると以下の式は自由度 $n-1$ の t 分布に従う。　※μは母平均

$$t = \frac{\overline{X} - \mu}{\frac{s}{\sqrt{n}}}$$

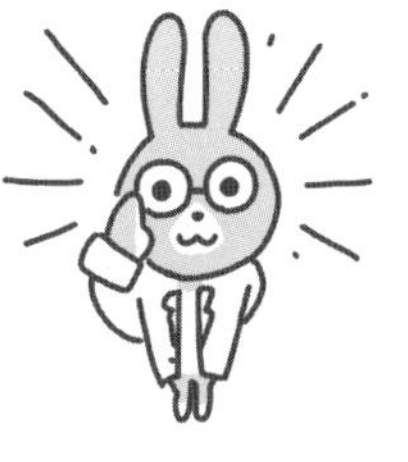

5）二項分布

ある事象が起こるか起こらないか，アウトカム（帰結）が2通りしかない場合，例えば貧血の有無，降圧剤服薬に該当・非該当など，離散データの分布を記述する離散型確率変数の代表的な分布に二項分布（binominal distribution）がある。二項分布は，標本サイズnと，ある事象が生じる確率pで決定される。図7-12は標本サイズ $n = 50$ のときの異なる確率の二項分布曲線を示している。二項分布は確

率が 0.5 より小さければ，最も起こりやすい発生数，すなわち曲線のピークは左側に偏り，確率が 0.5 より大きければ曲線のピークは右側に偏る。確率 0.5 のとき二項分布は左右対称の正規分布で近似できることがわかっている。図7-13はある事象が生じる確率 $p = 0.1$ のときの異なる標本サイズの二項分布曲線である。標本サイズが十分大きいと左右対称に近くなり，標本サイズが 50 で正規分布に近づく。この二項分布が正規分布に近似する特性を利用して，調査で必要な標本サイズ（サンプルサイズ）の算出を行ったりする。

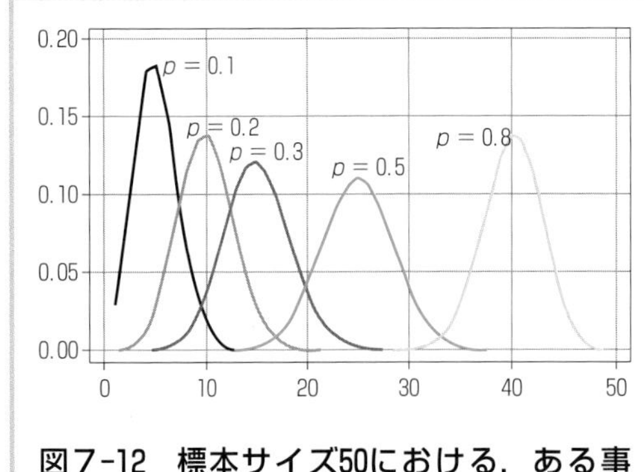

図7-12　標本サイズ50における，ある事象の生じる確率（$p = 0.1$，0.2，0.3，0.5，0.8）の二項分布

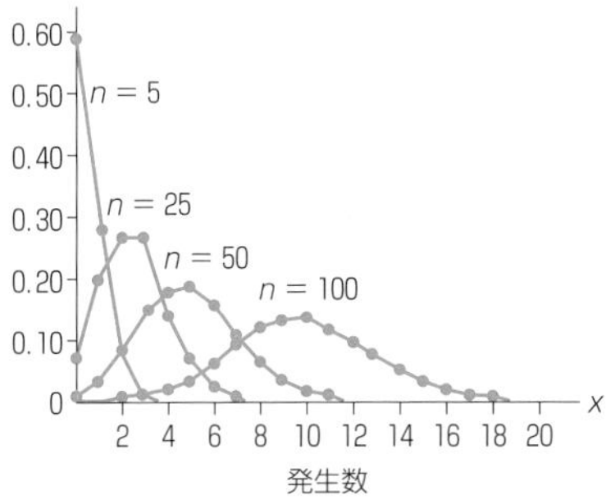

図7-13　ある事象の生じる確率0.1における，標本サイズ（$n = 5$，25，50，100）の二項分布

column

t 分布の発見

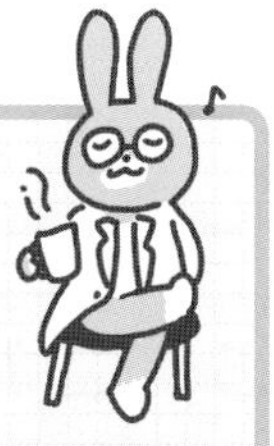

t 分布は，イギリスの統計学者ウィリアム・シーリー・ゴセットによって初めて発表された。当時，ゴセットはビール醸造会社であるギネスビールの社員だった。ギネスビールでは，秘密保持のため従業員による科学論文の公表が禁止されていた。そこで1908年に彼はこの問題を回避するため，「スチューデント」というペンネームを使用して，t 分布についての論文を発表した。その後，ロナルド・フィッシャーがこの論文の重要性を見抜きスチューデントの t 分布とよんだため，今でもそのようによばれている。

第8章　統計的推定

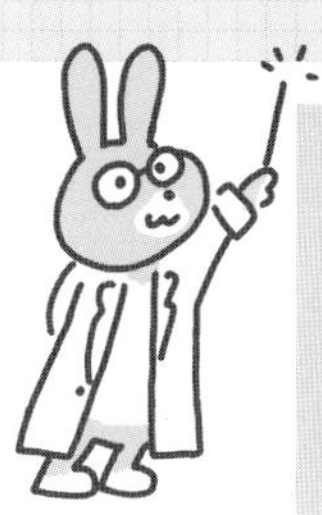

得られた標本データから，興味のある集団（母集団）の特徴を推測する推測統計の中でも，母集団の実際の状況を推し量ることを推定という。推定には点推定と区間推定がある。点推定は標本から母集団の平均値（母平均）などを推定する方法である。一方，区間推定はある確からしさで，母平均などの存在する区間（区間推定量）を推定する方法で，95%信頼区間を用いるのが一般的である。本章では，推定に必要な理論と母集団の平均値の算出方法を学ぶ。

1．点推定と区間推定

興味をもっている対象集団（母集団）の特徴を明らかにしたい場合，母集団の一部を抽出した標本集団から得られた標本の特徴（既知情報）から母集団の特徴（未知情報）を推定する。このとき，標本集団の特徴は標本データから算出された平均値や分散などで特徴づけられ，それぞれ標本平均$\overline{X}$（エックスバーと読む），標本分散s^2とよび，これら標本から算出される量を統計量（statics）とよぶ。一方，母集団を特徴づける値を母数（parameter：パラメータ）とよび，特に母集団の平均値を母平均μ，母集団の分散を母分散σ^2とよぶ（図8-1）。この統計量から母数を推定するとき，推定した値を推定値とよぶ。母集団の平均値（母平均），分散（母分散），比率（母比率），相関係数（母相関係数）などの値が推定可能である。

点推定（point estimate）では，母平均μは統計学では標本平均$\overline{X}$から推定することができると考え，母数を1つの値で推定する方法である。しかし，推定するといっても，その推定値がどれだけ正確なのか，その尺度が必要である。そこで確からしさを表す確率を用いて，ある確率のもとで母平均μの存在する区間（区間推定量）を推定する方法が区間推定（interval estimate）である。また，95%の確からしさに基づいて定められた範囲を 95%信頼区間（95% confidence interval：95%CI）という。点推定と区間推定を行うためには，標本集団が母集団から無作為抽出されていることが必須の要件となる。

ここで最も重要な統計量である平均値の推定を考える。まず，母平均μを推定する際に重要となってくる統計学の基本定理を2つ学ぶ。1つは大数の法則，もう1

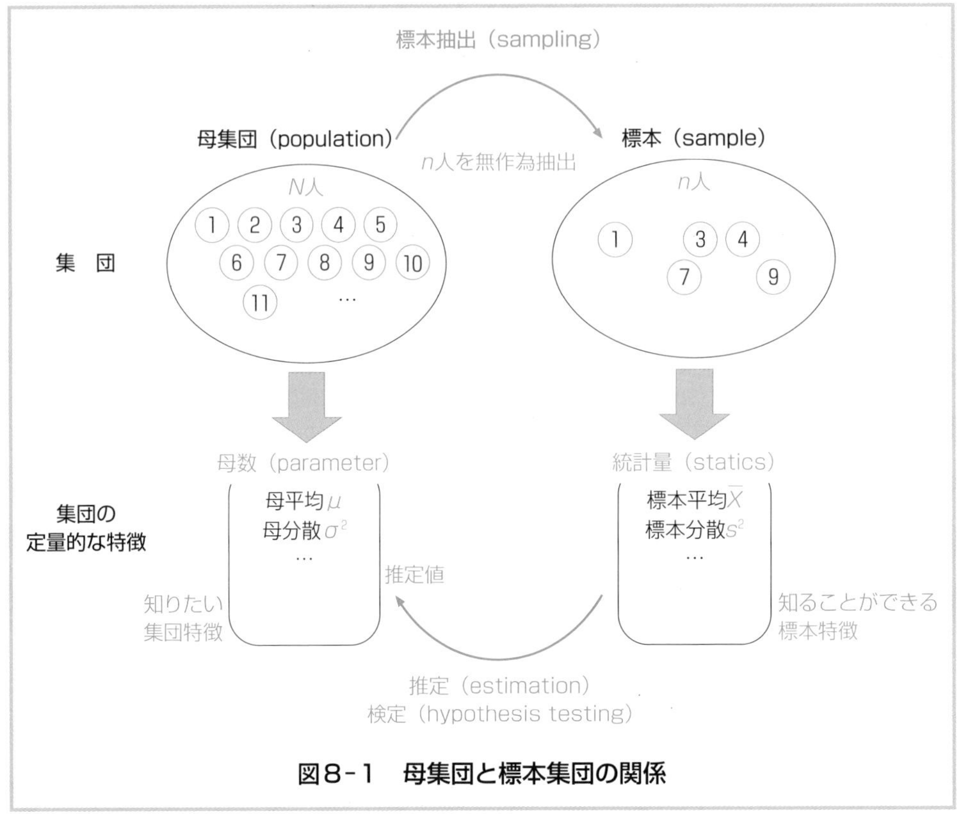

図8-1　母集団と標本集団の関係

つは中心極限定理である。確率論に基づく統計的推定や検定において大変重要な法則である。

1）大数の法則

大数の法則（law of large numbers）について，具体例で考えてみる。例えば，日本全国の18歳女子10万人を母集団として，母集団の平均身長を知りたいとする。日本全国から無作為にn人の身長データを集める場合，nを10人，100人，1,000人，10,000人，そしてついに10万人に達すれば，それはもう全数調査であり，母集団そのものとなる。このとき，nが10人のときの平均身長から，nが100人のときの平均身長，nが1,000人のときの平均身長という具合にnを大きくしていくと，標本平均はだんだん母集団の平均値μに近づいていく。このような現象を統計学では大数の法則という。

この大数の法則を元にすると，母集団から抽出された標本平均$\bar{X}$から母平均μを推測する場合には，標本サイズnが大きいほどより正確に母平均を推測できるということが理解できる。

補足説明（数式）

大数の法則

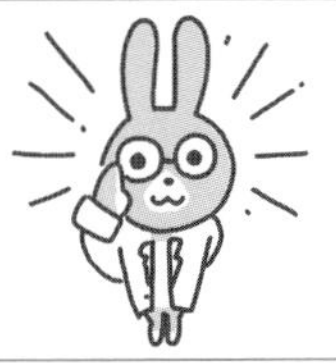

大きさnの標本を無作為に母集団から抽出する場合，nが大きくなるにつれて，標本平均$\overline{X}$は母集団の平均値μに近づく。

2）点　推　定

点推定では，標本集団の平均値$\overline{X}$から母平均μを推定するが，大数の法則より標本平均の期待値$E(\overline{X})$は母平均μと一致するため，

$$E(\overline{X}) = \mu$$

という関係が成立する。このとき，標本平均$\overline{X}$は母平均μの不偏推定量であるといい，実際のデータから得られる標本平均の現実値を母平均μの不偏推定値とする。

点推定の結果は何度も繰り返し行えばその期待値は平均値と一致するが，数回の測定では常に誤差があり，その誤差がどの程度なのかわからない。つまり，点推定では誤りを犯す可能性が常に存在することを注意しなければならない。

2．平均値の標本分布

日本全国の高校１年生女子10万人を母集団として平均身長を知りたいとき，この母集団から無作為にn人抽出された標本１の平均値$\overline{X}_1$を求める。標本１の身長データは，おおむね母集団の分布と似た形に分布し，値$\overline{X}_1$は母集団の平均値と近い値になりそうである。もう一度，母集団から別の標本２を無作為にn個抽出して，その平均値$\overline{X}_2$を求める。この作業を何回も繰り返すと，多数の平均値$\overline{X}_1$，$\overline{X}_2$，$\overline{X}_3$，……，$\overline{X}_n$という標本平均$\overline{X}_n$が得られる。この標本平均の分布はどのような形をしているだろうか（図8-2）。

1）中心極限定理

標本平均は母平均μよりも大きな場合もあれば小さな場合もあるだろうが，極端に母平均よりも大きかったり小さかったりするものは少なく，母平均に近いものが多く，母平均を中心に左右対称に分布しそうである（図8-2）。つまり，標本平均の期待値は母平均と一致しそうである。この標本平均の確率分布が標本分布である。この標本分布は，標本の大きさnが大きいときその標本平均$\overline{X}$は母平均μ，分

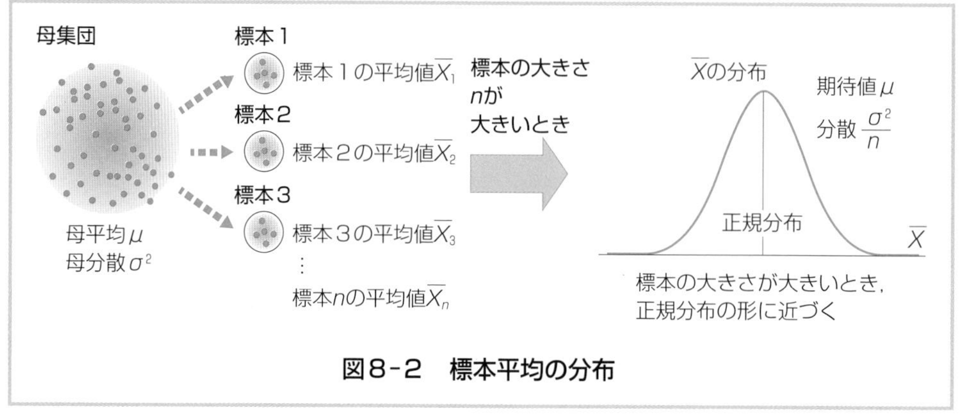

図8-2　標本平均の分布

散σ^2/nの正規分布に近似することがわかっている。これを**中心極限定理**（central limit theorem）とよぶ。

補足説明

中心極限定理

母集団がどのような分布をしていようとも，母平均μ，母標準偏差σ（母分散σ^2）の母集団から無作為にn個の標本を抽出したとき，その標本平均$\overline{X}$はnの値が十分大きいとき，$\overline{X}$の確率分布は平均μ，分散σ^2/n（標準偏差$\frac{\sigma}{\sqrt{n}}$）の正規分布で近似できる。

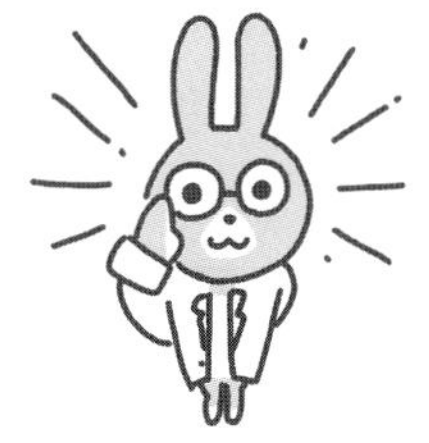

この中心極限定理は統計学で大変重要な定理である。この定理が極めて重要な理由は，平均値μとする母集団の分布は特別な例外を除いて，どのような分布の形でもよいことである。もとの母集団の分布が正規分布でなくても標本平均$\overline{X}$の分布については正規分布の法則が適用できる。この法則を利用して，標本集団の平均値$\overline{X}$などから母集団の平均値μを推測することができる。

この標本平均の分布の標準偏差$\frac{\sigma}{\sqrt{n}}$を母集団の標準偏差と区別するために**標準誤差**（standard error：SE）とよぶ。この中心極限定理から，標本サイズnを大きくしていくと標本平均の分布の標準偏差$\frac{\sigma}{\sqrt{n}}$（標準誤差）も小さくなる（図8-3）。つまり，標本平均は標本サイズnが十分大きくなると標準誤差も小さくなり，母平均μに限りなく近づくということになる。この中心極限定理からも大数の法則が理解できることになる。

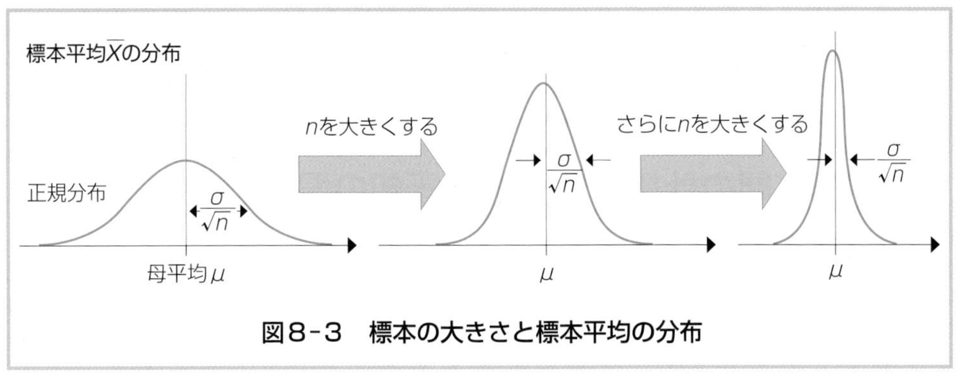

図8-3　標本の大きさと標本平均の分布

3．母平均の区間推定

通常の研究でデータを収集した場合には，自分のもっている標本集団はただ1つである。何度もサンプリングして標本平均を複数得ることはできない。当然，推定には誤差が生じる。そこで，標本集団から母集団を推測する際には母集団の平均値はどれほどの確率でどの範囲に入っているというように，誤差を含んだ形で推測する。つまり母平均が存在する区間を推定する方法で，**区間推定**とよばれる。得られる推定量を**区間推定量**，その区間を**信頼区間**（CI）とよぶ。

統計学では，慣例的に信頼区間は **95%信頼区間**（95%CI）と **99%信頼区間**（99%CI）が用いられている。95%信頼区間とは，95%の確からしさ（信頼度）で母平均がその区間に存在するということである。信頼区間の上限および下限の値を**信頼限界**という。95%信頼区間を使って推定することで，自分が手にしている1

補足説明

信頼係数（confidence coefficient）

信頼係数は，母数を区間推定するときに母数が信頼区間に含まれる確からしさ（確実性）を表し，**信頼度**（%）ともよばれる。**有意水準**（危険率）をαとすると信頼係数は1からαを引いたものである。よって，**信頼度**は100（1 − α）%となる。有意水準は通常 0.05 あるいは 0.01 のどちらかを使用するため，信頼度も 95%（$\alpha = 0.05$）もしくは 99%（$\alpha = 0.01$）のどちらかが使用される。推定における信頼度 95%では 95%確率で判定が的中する確率を意味し，検定における有意水準5%は5%の確率で判定を誤る危険があることを意味する。

つの標本集団から母平均（の存在する範囲）を統計的に意味のある形で推定できるのである。

ここで，区間推定の具体的な方法，母平均の信頼区間の算出について学ぶ。

1）信頼区間の計算：母分散が既知の場合

信頼区間の計算では，母集団の標準偏差σ（母分散σ^2）がわかっているときは正規分布を利用する。まず，標準正規分布を利用するために標本の平均値を平均値0，分散1^2で標準化を行う（p.98参照）。

$$Z = \frac{\bar{X} - \mu}{\frac{\sigma}{\sqrt{n}}} \quad \cdots\cdots \text{（式8-1）}$$

この統計量Zは標準正規分布に従い，標準正規分布のX軸に相当する値である。

中心極限定理は，平均μ，分散σ^2に従う母集団から標本サイズnの標本を抽出するとき，その平均値の分布はnが大きくなるにつれて正規分布に近づくという性質をもつ。母平均の信頼区間の算出にはこの中心極限定理を利用して，標準化した統計量Zが標準正規分布の 95%確率（$\alpha = 0.05$）の範囲にあればよいので，次の式のようになる。

$$-Z_{(\alpha/2)} < \frac{\bar{X} - \mu}{\frac{\sigma}{\sqrt{n}}} < Z_{(\alpha/2)} \quad \cdots\cdots \text{（式8-2）}$$

この$Z_{(\alpha/2)}$は標準正規分布における $\frac{\alpha}{2}$ に対応するZ値である。ここで第7章（p.98・99）に出てきた標準正規分布の基本特性から，平均値0を中心に 95%が入る範囲のZ値は ±1.96 であった。この ±1.96 は信頼度 95%（$\alpha = 0.05$）における母集団の信頼区間を算出したい場合の統計量Zである（図8-4）。また，信頼度 99%（$\alpha = 0.01$）の場合は ±2.58 を使用する。

式8-2の$Z_{(\alpha/2)}$に 1.96 を代入する。

$$-1.96 < \frac{\bar{X} - \mu}{\frac{\sigma}{\sqrt{n}}} < 1.96 \quad \cdots\cdots \text{（式8-3）}$$

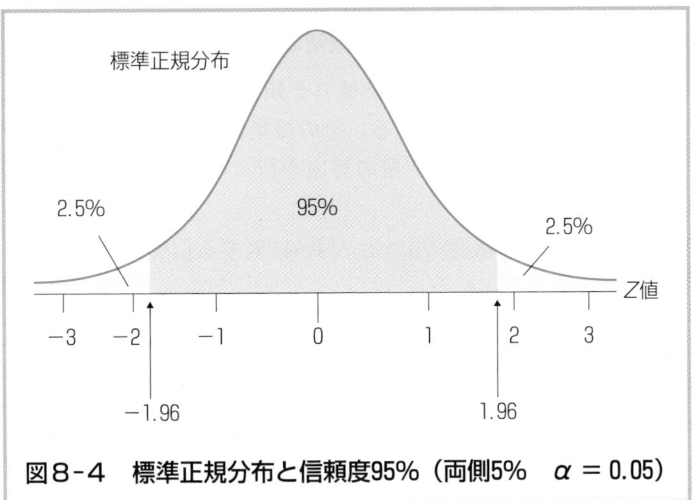

図8-4　標準正規分布と信頼度95%（両側5%　$\alpha = 0.05$）

さらに，上記の式をμについて変形すると下記の式になる。

$$\bar{X} - 1.96\frac{\sigma}{\sqrt{n}} < \mu < \bar{X} + 1.96\frac{\sigma}{\sqrt{n}} \qquad \cdots\cdots（式8-4）$$

これが母平均値μの 95%信頼区間の範囲である。

同様に母平均値μの 99%信頼区間の範囲は下記の式になる。

$$\bar{X} - 2.58\frac{\sigma}{\sqrt{n}} < \mu < \bar{X} + 2.58\frac{\sigma}{\sqrt{n}} \qquad \cdots\cdots（式8-5）$$

このとき，区間（$\bar{X} - 1.96\frac{\sigma}{\sqrt{n}}$，$\bar{X} + 1.96\frac{\sigma}{\sqrt{n}}$）を母平均$\mu$の 95%信頼区間，区間（$\bar{X} - 2.58\frac{\sigma}{\sqrt{n}}$，$\bar{X} + 2.58\frac{\sigma}{\sqrt{n}}$）を母平均$\mu$の 99%信頼区間という。また，区間の両端点 $\bar{X} - Z\frac{\sigma}{\sqrt{n}}$ および $\bar{X} + Z\frac{\sigma}{\sqrt{n}}$ を信頼限界という。

算出式中の標本サイズnが大きいと $\frac{\sigma}{\sqrt{n}}$ 値が小さくなるため，結果として信頼区間の幅は狭くなることがこの式からもわかる。信頼区間の幅が狭いということは，推定の精度が高いということである。

では，具体例で信頼区間を計算してみよう。

問題8-1：信頼区間の計算（母分散が既知の場合）

ある母集団のビタミンC摂取量の平均値μを知りたい。母集団の標準偏差は 20 mg であるとされている。その母集団から30名について食事調査を行い，ビタミンC摂取量の算出を行った結果，平均が 135 mg であった。

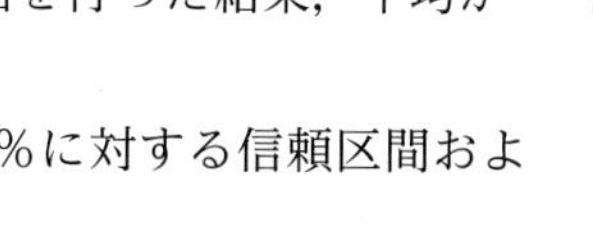

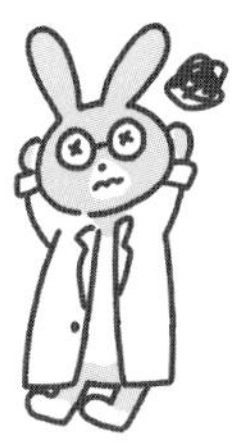

このとき，母平均μの信頼度 95%と 99%に対する信頼区間および信頼限界を求めよ。

信頼度 95%に対する信頼区間は，$\left(\overline{X} - 1.96\dfrac{\sigma}{\sqrt{n}},\ \overline{X} + 1.96\dfrac{\sigma}{\sqrt{n}}\right)$ であるから，

$$\overline{X} - 1.96\frac{\sigma}{\sqrt{n}} = 135 - 1.96\frac{20}{\sqrt{30}} = 128$$

$$\overline{X} + 1.96\frac{\sigma}{\sqrt{n}} = 135 + 1.96\frac{20}{\sqrt{30}} = 142$$

ゆえに，信頼度 95%に対する母平均μの信頼区間は，

$$128 < \mu < 142$$

であり，95%信頼限界の上限は 142 mg，下限は 128 mg である（図8-5：左）。

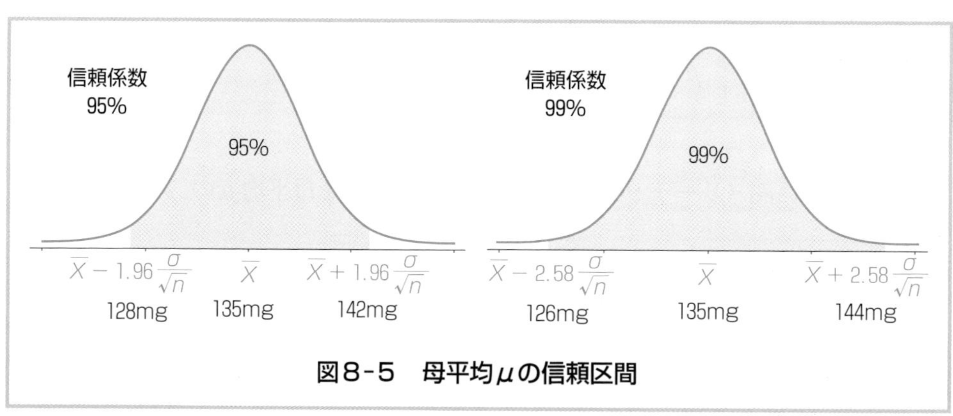

図8-5　母平均μの信頼区間

同様に，母平均μの信頼度 99%に対する信頼区間および信頼限界を算出してみる。

信頼度 99%に対する信頼区間は，$\left(\overline{X} - 2.58\dfrac{\sigma}{\sqrt{n}},\ \overline{X} + 2.58\dfrac{\sigma}{\sqrt{n}}\right)$ であるから，

$$\bar{X} - 2.58\frac{\sigma}{\sqrt{n}} = 135 - 2.58\frac{20}{\sqrt{30}} = 126$$

$$\bar{X} + 2.58\frac{\sigma}{\sqrt{n}} = 135 + 2.58\frac{20}{\sqrt{30}} = 144$$

ゆえに，信頼度 99%に対する母平均μの信頼区間は，

$126 < \mu < 144$

であり，99%信頼限界の上限は 144 mg，下限は 126 mg である（図8-5：右）。

上記のビタミンC摂取量の例からもわかるように，信頼度が大きくなると信頼区間の幅も広くなる。ここで信頼度を上げて 100%に近づけると信頼区間は極めて大きな幅をもつことになり，平均値などパラメータの真の値に対する推定の精度が低くなる。信頼区間の幅を狭めて推定値をより正確に推定するには，標本サイズを大きくすることがまず考えられる。上記のビタミンC摂取量の例で食事調査を行った人数を30名から300名と10倍に増やすと，信頼度 95%に対する母平均μの信頼区間は，

$128 < \mu < 142$　　から　　$133 < \mu < 137$　へ

信頼度 99%に対する母平均μの信頼区間は，

$126 < \mu < 144$　　から　　$132 < \mu < 138$　へと信頼区間の幅が狭まる。

このように，この区間推定は標本サイズnの大きさにより強く影響を受ける。

2）信頼区間の計算：母分散が未知の場合

信頼区間を計算する際に，母集団の標準偏差σがわかっているときは標準正規分布を利用し，標準誤差 $\frac{\sigma}{\sqrt{n}}$ を用いて計算された。しかし，実際には母集団の標準偏差σがわかっていることはまれで，通常はわからないことがほとんどである。そこで標本が大きければ，「母集団の分散σ^2と標本の分散s^2はほぼ一致するだろう」と考え，母集団の標準偏差σは標本集団の標準偏差sを用いて推定することになる。その際，母標準偏差σが既知の場合には標準正規分布を利用したが，標本集団の標準偏差sしかわからない場合はt分布を用いる。

式8-1において，母集団の標準偏差σを標本の標準偏差sで置き換えると次の式のようになる。

$$t = \frac{\overline{X} - \mu}{\frac{s}{\sqrt{n}}} \quad \cdots\cdots（式8-6）$$

これは t 分布に従い，母平均の区間推定量は母分散が既知の場合と同様の計算式（式8-2）で求めることができる。

$$-\ t_{(\alpha/2)} < \frac{\overline{X} - \mu}{\frac{s}{\sqrt{n}}} < t_{(\alpha/2)} \quad \cdots\cdots（式8-7）$$

さらに，上記の式を μ について変形すると下記の式になる。

$$\overline{X} - t_{(\alpha/2)}\frac{s}{\sqrt{n}} < \mu < \overline{X} + t_{(\alpha/2)}\frac{s}{\sqrt{n}} \quad \cdots\cdots（式8-8）$$

ここで，$t_{(\alpha/2)}$ を t 分布表における自由度 $df = n - 1$ の危険率 $\frac{\alpha}{2}$ に対応する t の値とする。危険率 $\frac{\alpha}{2}$ に対応する t 値は，片側 t 分布表の危険率 $\frac{\alpha}{2}$ に対応する値か，両側 t 分布表（表8-1）の危険率 α に対応する値を読み取り計算に用いる。t 値はこのように t 分布表より求めることもできるが，実際の区間推定には表

$\frac{\alpha}{2}$　$\frac{\alpha}{2}$
−1 0 1

表8-1　t 分布表（危険率 α，両側）

df ＼ α	0.50	0.30	0.20	0.10	0.05	0.02	0.01	0.001
1	1.000	1.963	3.078	6.314	12.706	31.821	63.657	636.619
2	0.816	1.386	1.886	2.920	4.303	6.965	9.925	31.599
3	0.765	1.250	1.638	2.353	3.182	4.541	5.841	12.924
4	0.741	1.190	1.533	2.132	2.776	3.747	4.604	8.610
5	0.727	1.156	1.476	2.015	2.571	3.365	4.032	6.869
≈								
16	0.690	1.071	1.337	1.746	2.120	2.583	2.921	4.015
17	0.689	1.069	1.333	1.740	2.110	2.567	2.898	3.965
18	0.688	1.067	1.330	1.734	2.101	2.552	2.878	3.922
19	0.688	1.066	1.328	1.729	2.093	2.539	2.861	3.883
20	0.687	1.064	1.325	1.725	2.086	2.528	2.845	3.850

計算ソフトや統計ソフトを用いることが多いため分布表より t 値を読み取ることは少なくなっている。

では，具体例で信頼区間を計算してみよう。

問題8－2：**信頼区間の計算（母分散が未知の場合）**

ある母集団のたんぱく質摂取量の平均値 μ を知りたい。その母集団から20名について食事調査を行いたんぱく質摂取量の算出を行った結果，平均が 77 g，標準偏差は 11 g であった。このとき，母平均 μ の信頼度 95%と 99%に対する信頼区間を求めよ。

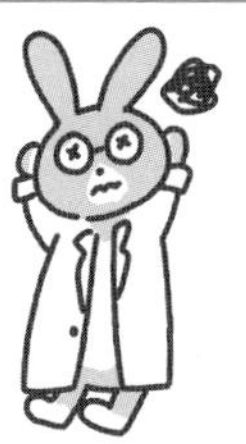

信頼区間は，$\left(\bar{X} - t_{(\alpha/2)}\frac{s}{\sqrt{n}},\ \bar{X} + t_{(\alpha/2)}\frac{s}{\sqrt{n}}\right)$ である。

信頼係数 0.95 であるので，$\alpha = 0.05$，$df = 20 - 1 = 19$

これに対応する t 値は，t 分布表（表8－1）より 2.09 である。

$$\bar{X} - 2.09\frac{s}{\sqrt{n}} = 77 - 2.09\frac{11}{\sqrt{20}} = 72$$

$$\bar{X} + 2.09\frac{s}{\sqrt{n}} = 77 + 2.09\frac{11}{\sqrt{20}} = 82$$

ゆえに，信頼度 95%に対する母平均 μ の信頼区間は，$72 < \mu < 82$ である。

同様に，母平均 μ の信頼度 99%に対する信頼区間を算出してみる。

信頼係数 0.99 であるので，$\alpha = 0.01$，$df = 20 - 1 = 19$

これに対応する t 値は，t 分布表（表8－1）より 2.86 である。

$$\bar{X} - 2.86\frac{s}{\sqrt{n}} = 77 - 2.86\frac{11}{\sqrt{20}} = 70$$

$$\bar{X} + 2.86\frac{s}{\sqrt{n}} = 77 + 2.86\frac{11}{\sqrt{20}} = 84$$

ゆえに，信頼度 99%に対する母平均 μ の信頼区間は，$70 < \mu < 84$ である。

3）95%信頼区間

もう一度，95%信頼区間がもつ意味を考えてみよう。注意すべきことは，「その区間の中に 95%の確率で母平均 μ が含まれている」ことを意味しているわけではない，ということである。母平均は決まった値（定数）であり，確率的に変化することはないので，標本から算出された信頼区間に母平均が「含まれる」か「含まれない」かのどちらかである。よって，正しくは「母集団から抽出した標本の平均値から 95%信頼区間を求めるという推定作業を100回行ったときに，95回はその区間の中に母平均が「含まれる」」という意味である（図8-6）。また，「信頼度 95%で，母平均μは区間aからbの間に入る」と表現することはできる。

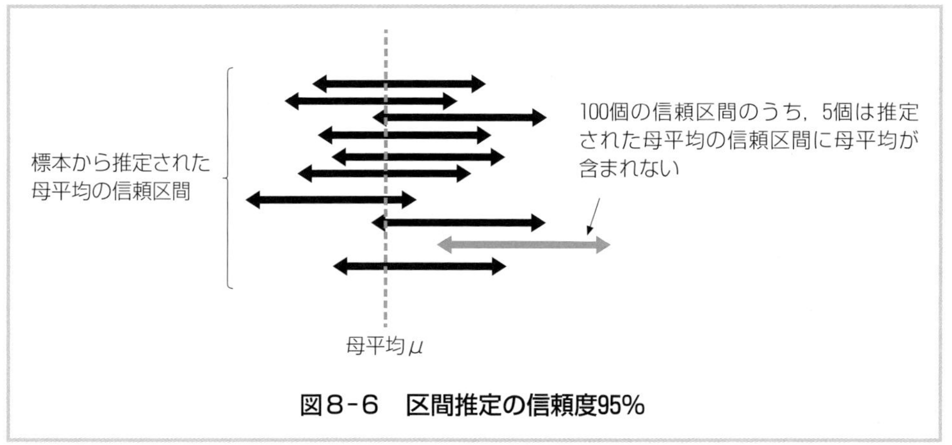

図8-6　区間推定の信頼度95%

第9章　統計的仮説検定

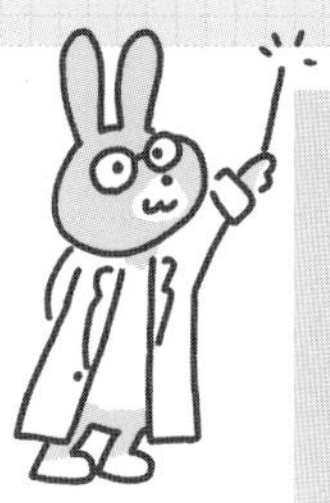

仮説検定は，データ解析に最も頻繁に使用される考え方である。本章では，典型的な例をもとに，検定の考え方と結果の解釈を中心に解説する。最近ではコンピュータの統計パッケージを用いて解析するため，計算自体に苦労することは少なくなった。そのため，検定の考え方，目的とデータのタイプに合わせた検定手法の選択，結果の読み取りのポイントを理解することが大切である。なお，具体的な計算方法については，補足説明に記す。

1．仮説検定の手順

1）仮説検定の目的

私たちは，日々，（無意識であっても）確率を考えて，物事を判断し，行動を選択している。例えば，降水確率が 10%であれば，「雨は降らないだろう」と判断し，傘を持っていかない人が多い。降水確率が 70%であれば，多くの人がその日に雨が降ると考え，事前に傘を用意するだろう。しかし，まれに予報がたまたま外れてしまうことも経験する。

仮説検定とは，観察や実験の結果（差がある，なしなど）が，偶然なのか，そうとは考えにくいのかを統計学的な確率論に基づいて判断することである（日本疫学会）。例えば，図9-1は，2つの群間（例えば，男と女，若年者と高齢者）のある検査値の分布を表している。3とおりの図のうち，どの結果であれば，2群に「差がある」といえるだろうか。どの結果は，「差がない」だろうか。①と②では，平均値が異なる。例えば，体重の違いが 10 kg では「差がある」と，0.1 kg では「差がない（誤差程度の差）」と直感的に感じるかもしれない。一方，①と③では平均値は同じであるが，データのばらつき（個人差）が異なる。ばらつきが大きいと，平均値の差は相対的に小さくなり，誤差の可能性が増す。

「差があるかないか」を考える上では，平均値や割合などの「代表値」の違いとデータの「ばらつき」の両方が大事である。研究において，本当に知りたいことは母集団の代表値（平均値や割合）である。しかし，実際に調査できるのは，その一部の標本のみである。人間は多様であるため，実際に調査できた人たち（標本）の

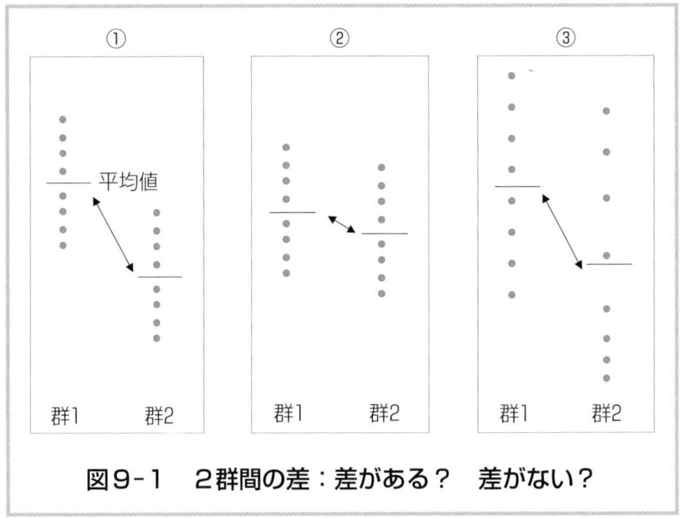

図9-1　2群間の差：差がある？　差がない？

結果には個人差が伴う。そのため，標本の代表値が，母集団の代表値と一致するとは限らず，誤差が生まれる。そこで，標本の代表値と誤差から，観察した結果が偶然起きる確率を求め，一定の「基準」に基づいて，母集団の特徴について判断する。これが仮説検定の目的である。仮説検定にはさまざまな方法があるが，基本的な考え方と手順，解釈は共通である。

2）検定の考え方と手順

まず，大事な前提として，「差がある」ことは直接的に証明できない。そのため，仮説検定では，背理法の考え方が使われる。背理法とは，知りたいことと「反対の仮説を否定する」ことで，「本当に知りたいことが正しい」ことを証明する手法である。検定の考え方を図9-2に示した。背理法では，① 事前に真実と反対の予想を立て，② その前提では，結果が起こりにくいことを確認する，③ そこで，①で立てた予想は違うと否定する。最終的に，本当に知りたいことが支持される。

なぜ，このような遠回りとも思える方法を使うのか。仮に，最初から本当の仮説が正しいことを正面から主張したとする（例えば，リンゴは赤いことを，たくさんのリンゴを調べて裏づけようとする）。その場合，１つでも事実と異なる点（青リンゴもある）がみつかれば，その仮説は否定されてしまう。よって，背理法を用いて，他の可能性を否定することにより，（間接的に）本来の仮説が正しいことを証明する方式をとる。

実際の仮説検定の手順は，① 母集団について本当に知りたいことと反対の仮説（帰無仮説）を立てる，② その仮説のもとで，調査結果が偶然起きる確率を計算す

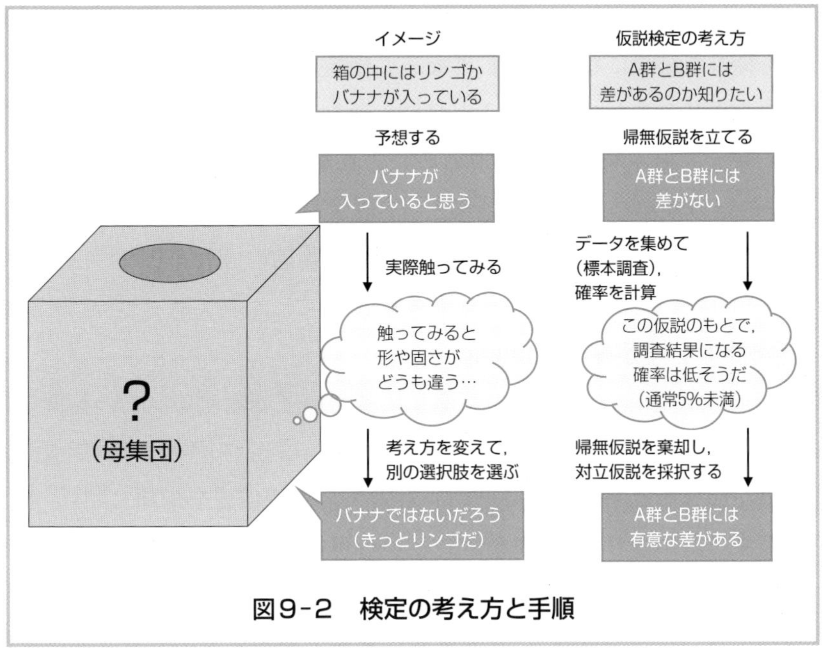

図9-2　検定の考え方と手順

る，③ 確率をもとに，帰無仮説が成立するか判断する，の３段階からなる。

（1）手順①：帰無仮説を立てる

保健医療の研究では，「差がある」「関連がある」ことを目的にすることが多い。例えば，「新しい治療は従来の治療よりも効果がある」や「ある生活習慣は疾患の要因である」などである。そのため，反対の仮説は，「差がない」「関連がない」となる。これを**帰無仮説**（H_0）といい，本当に知りたいことを**対立仮説**（H_1）という。ただし，臨床試験では，新しい治療が従来の治療と「差がない（同等）」や「劣っていない（非劣性）」を研究目的とすることもある。

（2）手順②：結果が偶然起きる確率を計算する

調査結果とは，平均値や中央値，割合などの指標や相関係数のことである。データには必ず偶然誤差（エラー）が伴う。もし帰無仮説が正しく，実際には，２つの治療法の有効性に差がないとしても，たまたまどちらかの効果が高くなる結果が得られることもある。この偶然の確率を***p*値**とよぶ。

計算方法の詳細は，個々の手法別に説明するが，大きく分けると，① 確率分布を利用する場合（t検定，χ^2検定など）と，② 直接計算する場合（フィッシャーの正確検定）に分けられる。①では，平均値などの代表値を，ある統計量に変換することで，既に性質のわかっている確率分布を利用して確率を求めることができる。②は，分析人数が少ない小標本に用いられる。

確率計算には特徴（ルール）が２つある。１点目に，実際に求める確率は「観察結果よりも極端な結果になる確率」になる。極端とは，観察結果よりも帰無仮説から離れた差が生じることである。２点目に，通常は，実際の結果と正負を反対にした可能性も考え，確率を２倍して求める。これを**両側検定**という。つまり，「A群よりもB群のほうが高い」という結果と「B群よりもA群のほうが高い」という結果を両方考える。これは，どちらが高くなるかは事前にはわからない前提で「差がある」かを知りたいためである。

（3）手順③：検定結果の判断

手順②で求めた確率を，「一定の基準」に基づいて判断する。この基準には，一般に５％が用いられる。確率p値が５％未満（$p < 0.05$）の場合，「帰無仮説のもとで調査結果が起きる確率は十分に低い」と考え，帰無仮説を棄却（否定）し，対立仮説を採択する。つまり，「差がない」という可能性は低いため，対立仮説「統計学的に有意な差がある」という結論に至る。「有意な」というのはあくまで統計学的な誤差が小さいことを意味し，「臨床的に意義のある」という意味ではない点に注意が必要である。わずかな差であっても，調査人数が多ければ有意な差になる。

一方，確率５％以上の解釈には注意を要する。この場合，帰無仮説のもとでも，ある程度の確率で，調査結果が「たまたま起こる」ことを意味する。このときは，「有意な差があるとはいえない」と判断する。「差がない」とは断定できない点に注意が必要である。前述のとおり，p値はあくまで誤差の程度の問題であり，「５％」

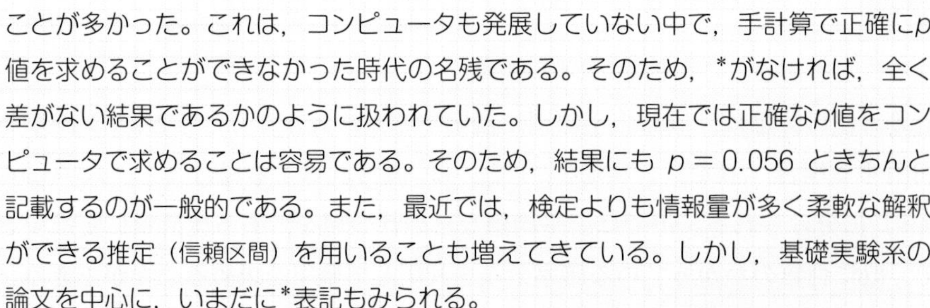

column

論文中のコメ印に注意

本文のとおり，p値は暫定的な基準である。昔の論文では，よく結果の数値に「*」（アスタリスク）をつけて $p < 0.05$ とのみ表現することが多かった。これは，コンピュータも発展していない中で，手計算で正確にp値を求めることができなかった時代の名残である。そのため，*がなければ，全く差がない結果であるかのように扱われていた。しかし，現在では正確なp値をコンピュータで求めることは容易である。そのため，結果にも $p = 0.056$ ときちんと記載するのが一般的である。また，最近では，検定よりも情報量が多く柔軟な解釈ができる推定（信頼区間）を用いることも増えてきている。しかし，基礎実験系の論文を中心に，いまだに*表記もみられる。

も絶対的な基準ではなく，単に慣習的な基準である。したがって，例えばp値が0.06（6％）であった場合，「全く差がない」とはいい切れない。このように検定は，暫定的な基準から，結論をYes／Noに単純化する方法である点に注意が必要である。

p値の解釈には，さらに2つの「間違い」に注意する必要がある。これは**第1種の過誤**（αエラー），**第2種の過誤**（βエラー）とよばれる。

あわてんぼうのαエラー、ぼんやりもののβエラーと覚えましょう

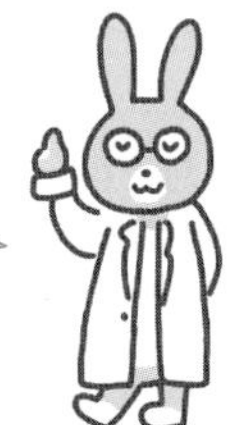

第1種の過誤は，「本当は帰無仮説が正しく，差がない」のに，誤って帰無仮説を棄却して，「差がある」と判断してしまう早とちりである。この過誤は，特に検定を何回も繰り返す場合に生じやすい。これは多重比較の問題といわれ，対処法については後述する。

第2種の過誤は，「本当は差がある」のに，誤って帰無仮説を採択し，「差がない」と見落としてしまうことである。これは，調査人数が少ないときに生じやすい。例えば，10人の調査で $p = 0.06$（6％）となった場合，100人を調査すれば，$p < 0.05$（5％未満）になった可能性は十分にある。そのため，特に介入研究では，研究開始前に，先行研究や予備調査の結果から，調査に必要な人数（サンプルサイズ）を逆算して見積もり，第2種の過誤が生じないように対処する。なお，第2種の過誤が起きず，有意差を正しく検出できる確率$1 - \beta$ を検出力（パワー）とよぶ。

column

なぜ占いは当たるのか

大学生にも，占いが好きでよく利用する人や初詣でおみくじを引く人は多い。なぜ占いは当たるのか？　それは因果関係だろうか？

1つの理由は第1種の過誤である。仮に，占いやおみくじに10個の項目（予言）があり，1つの項目が当たる確率はたった5％とする。このとき，どれかがたまたま当たる（第1種の過誤が生じる）確率は 40%（$1 - 0.95^{10} = 0.401$）にもなる。さらに，予言内容が漠然としていれば（例えば，「○○さんと出会う」ではなく「待ち人きたる」），さらに当たる（ように感じる）確率は高くなるが，それは情報バイアスである。占いは，統計学（のエラー）をうまく利用している。

3）検定・統計解析法の使い分け

検定（特に手順②の確率計算）や統計解析には，目的によってさまざまな手法がある（表9-1）。事前にどのようなことを知りたいか，何が要因（独立変数という）で何が結果（従属変数という）かを明確にしておく必要がある。

表9-1　代表的な検定手法

主な目的	代表的な統計手法		独立変数（要因）	従属変数（結果）	帰無仮説
	パラメトリック	ノンパラメトリック			
介入（時間）前後で結果に差があるか（同じ人の前後の違い）	対応のある t 検定（p.121）	ウィルコクソンの符号付順位検定（p.124）	質的（時間の前後）	量的	前後の差＝0
要因の有無によって，結果に差があるか（異なる人の違い）	対応のない t 検定（p.127） 分散分析（p.131）	マン-ホイットニー U 検定（p.129） クラスカル-ウォリス検定（p.133）	質的（2群） 質的（3群以上）	量的	2群の差＝0
要因の有無によって，結果の割合は異なるか（異なる人の違い）	割合の差の検定（p.138）	χ^2 検定（p.135） フィッシャーの正確検定（p.137）	質的	質的	2群の差＝0 X と Y は独立
要因と結果は関連するか（2つの変数の関係性）	ピアソンの積率相関係数（p.143）	順位相関係数（p.146）	量的/順序尺度	量的/順序尺度	相関係数＝0
要因から結果が予測できるか	（重）回帰分析（p.147，151） ロジスティック回帰分析（p.152）		質・量的	量的 質的	回帰係数＝0

本書では，主な目的「前後で結果に差があるか」「要因の有無によって，結果に差があるか」，「要因の有無によって，結果の割合は異なるか」「要因と結果は関連するか」「要因から結果が予測できるか」についての代表的な手法を紹介する。

さらに，「尺度のタイプ」「データの正規性・分布」を考えて検定手法を選択する。データの正規性とは，ある変数の分布が正規分布とみなせるか（歪んだ分布ではないか）である。正規分布を仮定できる変数に対してはパラメトリック検定を用いて，平均値などのパラメータを推定できる。母集団の分布に特定の確率分布を仮定できない場合にはノンパラメトリック検定を使用する。ノンパラメトリック検定は，変数のデータを大小関係から順位に置き換えたデータを使って検定する手法であり，外れ値のあるデータなどに用いられる。

2．前後比較（対応のある検定）

1）解析の目的

問題9-1：前後比較

高血圧患者10名に対し，新薬による治療前後の収縮期血圧の変化を調べた（表9-2）。この変化が，偶然（真の差は0）ではなく，有意な低下であるのか検証しよう。

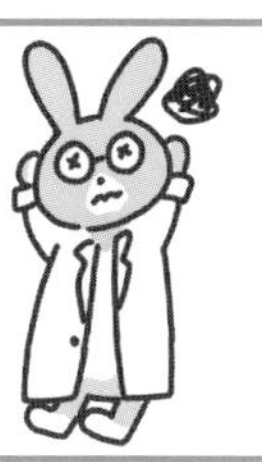

表9-2　対応のあるデータの例

症例	収縮期血圧（mmHg）		
	治療前	治療後	差（後 − 前）
1	146	126	− 20
2	152	134	− 18
3	168	152	− 16
4	172	158	− 14
5	154	142	− 12
6	164	156	− 8
7	138	132	− 6
8	150	146	− 4
9	144	146	2
10	134	144	10
		平均値	− 8.6
		標準偏差	9.4

介入研究やコホート研究において，同一者の追跡（介入）開始時と終了時の変化を対応のあるデータという。分析したい結果が連続量の場合には，対応のある t 検定，ウィルコクソンの符号付順位検定が，結果がカテゴリカル（質的）データの場合にはマクネマー検定が主に用いられる。

2）代表的な解析方法1：対応のある t 検定

代表的な解析は対応のある t 検定である。まず，各対象者の前後の差を取り，その平均値を代表値として解析に用いる。

① **帰無仮説を立てる**　帰無仮説は「前後で変化はない（前後の差 = 0）」とする。

② **確率を計算する**　調査結果である差の平均値を t 統計量に変換する。この t 統計量以上の結果となる確率を，自由度（人数－1）の t 分布より求める。

t 分布は0を中心とする左右対称の一峰性（山が1つ）の確率分布であり，自由度によって形が変わる（p.101，図7-11参照）。自由度が大きくなると，t 分布は標準正規分布に近づく。自由度1の t 分布の場合，$p = 0.05$（両側5％）となる t 値は 12.706 である。したがって，t 統計量の絶対値が 12.706 を超える場合，$p < 0.05$（5％未満）となる。

③ **結果を判断する**　$p < 0.05$（5％未満）の場合，帰無仮説「前後で変化はない」のもとで，この結果が起きる可能性が低いと考える。よって，帰無仮説を棄却し，「前後で有意に変化した」という対立仮説を採択する。この検定は両側検定であるため，どの方向に変化したか（増えたのか減ったのか）は，平均値から読み取る。なお，$p \geqq 0.05$（5％以上）の場合には，調査結果が偶然の可能性もあるため，「有意な変化があるとはいえない」となる。

t 検定は，標本分布が正規分布であることを前提としているが，実際には，正規性が満たされない場合にも結果の偏りは小さい。これを**頑健性**という。

補足説明（数式）

対応のある t 検定の計算方法

各個人 i の変数 X の前後の差 $d_i = X_{前i} - X_{後i}$ を取り，平均値を求める。

$$差の平均値 = 各個人の前後の差の和 \div 人数 = \sum d_i \div n$$

帰無仮説は「$\mu_{前} = \mu_{後}$」，右辺を左辺に移項し，「$\mu_{前} - \mu_{後} = 0$」と表せる（前後の順は解釈しやすいほうでよい）。ここで μ は母集団の真の平均値である。t 統計量は，

$$t = (差の平均値 - 帰無仮説の差) \div 標準誤差 = 差の平均値 \div 標準誤差 \quad \cdots\cdots①$$

となる。なお，

$$標準誤差SE = 標本標準偏差 \div 人数の平方根$$
$$= SD \div \sqrt{n} \quad \cdots\cdots②$$

である。

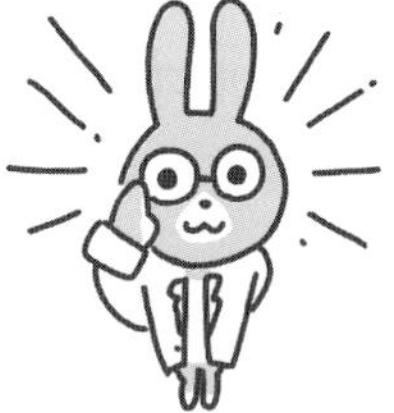

計算例1．対応のある *t* 検定の実際

まず，10人それぞれに対し，治療開始前後の血圧の差を求める（p.121，表9-2）。ここでは（治療後 − 治療前）を計算し，差の平均値は −8.6 mmHg（標準偏差 9.4）となる。

帰無仮説は，「治療開始前後の血圧に差はない」である。

標準誤差は，補足説明の式②より，$9.4 \div \sqrt{10} = 2.982$ ……となる。

よって，式①より $t = -8.6 \div 2.982 = -2.88381$ ……となる。

本例では自由度 $10 - 1 = 9$ の t 分布に従う。t 分布上の位置関係を図9-3に示した。自由度9の t 分布で，両側 $p = 0.05$ となる境界値は $|t_{0.025}| = 2.26$ である。よって，$|t| = 2.88 > 2.26$ であるため，$p < 0.05$ である。t の大小関係と，pの大小関係は逆になる点に注意が必要である。実際には，コンピュータを使い，この結果以上になる確率は $p = 0.018$ と求められる。$p < 0.05$ であるため帰無仮説は棄却される。差の平均値がマイナスであることから「治療前に比べ，治療後に収縮期血圧は有意に低下した」と解釈できる。

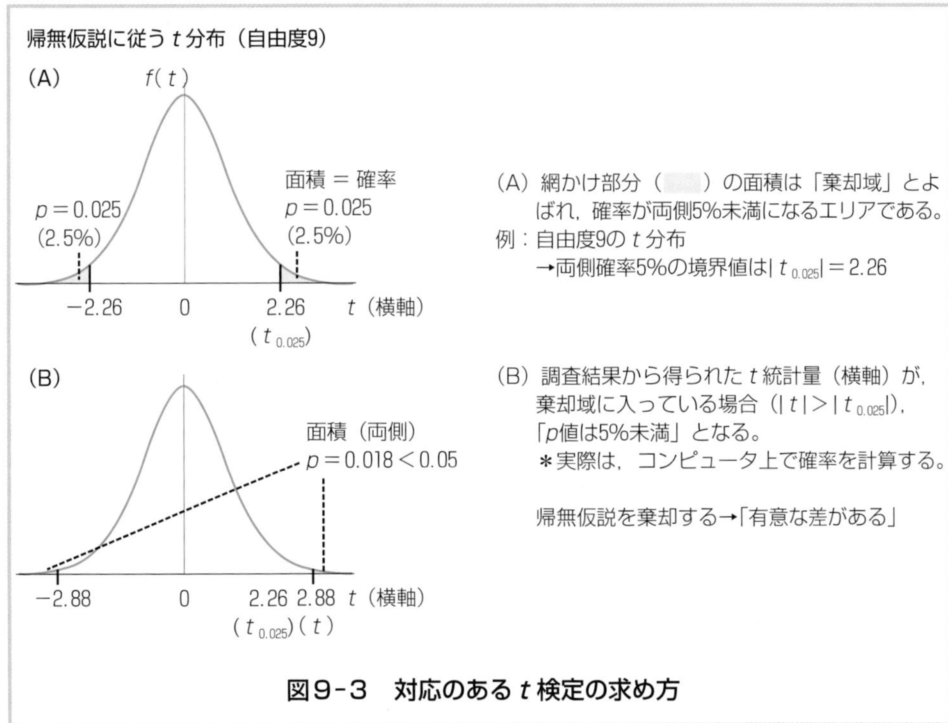

図9-3　対応のある *t* 検定の求め方

3）代表的な解析方法2：ウィルコクソンの符号付順位検定

歪んだ分布や外れ値のあるデータの場合，順位を使ったノンパラメトリック検定であるウィルコクソンの符号付順位検定を行う。

まず各人の差について，正負を無視した絶対値の小さい順に順位をつける（図9-4）。同一順位がある場合には平均順位とする。その順位に，もとの正負をつけた符号付順位を求める。前後で変化がある場合には，この符号付順位がプラスかマイナスかのどちらかに偏るはずである。反対に差がなければ，この符号付順位は0を中心に均等に分布するだろう。そこで，正側（もしくは負側）の順位和Tを統計量として求める。

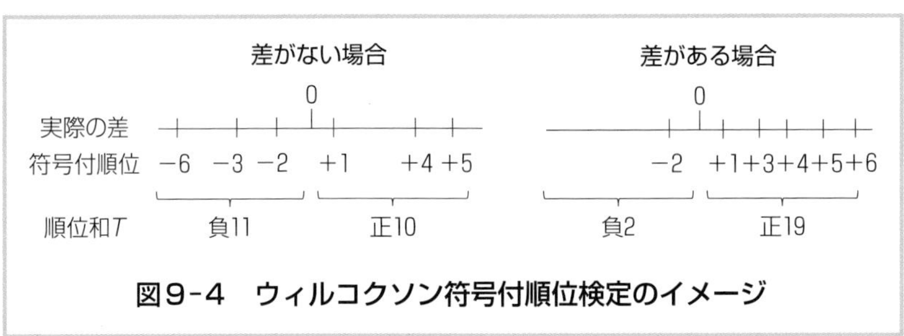

図9-4　ウィルコクソン符号付順位検定のイメージ

なお，順位和は正側と負側のどちらを用いても結果が同じになるため，通常は絶対値の小さいほうを用いる。順位和Tの確率は，小標本（おおむね25例以下）では確率分布表から，大標本では平均値 $\dfrac{n(n+1)}{4}$，標準偏差 $\dfrac{n(n+1)(2n+1)}{24}$ の正規分布に近似するとして求めることができる。

計算例2．ウィルコクソンの符号付順位検定の実際

表9-2（p.121）の10人のデータを符号付順位に変換した（表9-3）。正側の順位和Tは6，負側の順位和は 49 となる。ここでは，順位和 $T = 6$を用いる。

正規近似により平均値は $\dfrac{10(10+1)}{4} = 27.5$,

標準偏差は $\dfrac{10(10+1)(20+1)}{24} = 96.25$，となる。

よって，$Z = (6 - 27.5) \div 96.25 = -2.191$となる。

標準正規分布より，両側 $p = 0.05$ となる境界値は $|Z| = 1.96$である。$|Z| = 2.191 > 1.96$ であるので，$p < 0.05$ となる（実際には $p = 0.0249$）。$p < 0.05$ より，結果の解釈は，対応のある t 検定と同一である。

表9-3　ウィルコクソン符号付順位検定の例

ID	差（後 − 前）		絶対値の順位
	符号	絶対値	
1	−	20	10
2	−	18	9
3	−	16	8
4	−	14	7
5	−	12	6
6	−	8	4
7	−	6	3
8	−	4	2
9	+	2	1
10	+	10	5
	順位和	全体	55
	符号付順位和	− 側	49
		+ 側	6

4）代表的な解析方法3：マクネマー検定

対応のある t 検定もウィルコクソンの符号付順位検定も，個々人の差を用いた解析である。この検定では，その差が臨床的に意味のある差であるかまでは判断できない点に注意が必要である。特に人数の多いデータでは，ごくわずかな差であっても有意な結果になることがある。そこで，臨床的な基準値を設定し，その値を下回った（あるいは上回った）者がどのくらい増えたかを分析するほうが解釈しやすいことがある。

この場合にはマクネマー検定が用いられる。データを2区分（例えば，基準値以上か未満）に分類し，介入前後の区分の組み合わせを分析する。表9-2（p.121）のデータを用いると，区分の組み合わせは表9-4に示すとおり，全部で4パターンとなるが，前後で区分が変わるパターンbとcが「変化があった」ことになる。この値の差を χ^2統計量に変換し，この確率を自由度1の χ^2分布から求める。

$$\chi^2 = (|b - c|)^2 \div (b + c)$$

表9-4　マクネマー検定の例

変化パターン	治療前	治療後	人数
a	基準値以上	基準値以上	6
b	基準値以上	基準値未満	2
c	基準値未満	基準値以上	1
d	基準値未満	基準値未満	1

注）基準値は 140 mmHg とした。

計算例３．マクネマー検定の実際

表９-２（p.121）のデータを基準値（収縮期血圧 140 mmHg）以上であるかどうかで区分すると，［治療前，治療後］の組み合わせが［基準値未満，基準値以上］（つまり悪化例）となったのが１例，［基準値以上，基準値未満］（改善例）となったのが２例であった（表９-４）。

よって，$\chi^2 = (|1 - 2|)^2 \div (1 + 2) = 0.333$ となり，自由度１の χ^2分布表より $p = 0.5637$ となる。$p > 0.05$ より，「治療後に，収縮期血圧 140 mmHg 未満の者が有意に増えたとはいえない」という結論になる。

３．２群間の平均の比較（対応のない検定）

１）解析の目的

問題９-２：２群間の平均の比較

ある新しい降圧薬の服薬群11名と非服薬群９名の収縮期血圧のデータを示す（表９-５）。服薬群の平均値（標準偏差）は 129.1（15.9）mmHg，非服薬群の平均値（標準偏差）は 148.2（18.9）mmHg であった。この２群間の差が有意であるのか検証しよう。

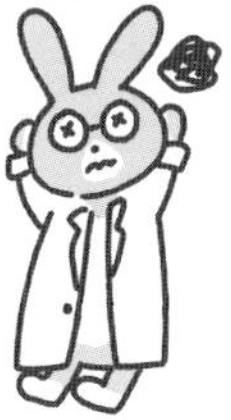

表９-５　２群間の差の解析の例

	服薬群		非服薬群	
	ID	血圧（mmHg）	ID	血圧（mmHg）
	1	156	1	174
	2	150	2	170
	3	144	3	164
	4	136	4	152
	5	134	5	148
	6	124	6	146
	7	120	7	132
	8	118	8	126
	9	116	9	122
	10	114		
	11	108		
平均		129.1		148.2
偏差平方和		2,530.9		2,851.6
分散		253.1		356.4
標準偏差		15.9		18.9

÷（人数 － 1）
平方根

問題9-1とは異なり，介入研究における介入群と対照群，あるいは観察研究における要因の有無による群分けのように，異なる人が属する「対応のない2群」を比較したい。得られた差が，偶然（真の差が0）ではなく，有意な差であるのか知りたい。ここでは，結果変数を連続量とし，平均値の違いを分析したい場合の手法を紹介する。主な方法は，対応のない t 検定，マン-ホイットニーU検定である。

2）代表的な解析方法1：対応のない *t* 検定

代表的な手法は，対応のない t 検定である。まず，2群（群1，群2）の平均値を求め，次に2群間の平均値の差を解析に用いる。

① **帰無仮説を立てる**　帰無仮説は「2群間の差はない」とする。

② **確率を計算する**　平均値の差を標準誤差で割り，t 統計量に変換する。この t 統計量は，2群の分散が共通（等分散）の場合には，自由度（人数の和 − 2）の t 分布に従う。分布から結果以上の t 値となる確率（両側）を求める。

③ **結果を判断する**　$p < 0.05$（5％未満）の場合，帰無仮説「2群間の差はない」を棄却し，「2群間には有意な差がある」となる。この検定は両側検定であるため，どの群が高いか／低いかは，平均値から読み取る。なお，$p \geqq 0.05$（5％以上）の場合には，「有意な差があるとはいえない」となる。「2群間に差はない」といい切ることはできない。

補足説明（数式）

対応のない *t* 検定の計算方法

帰無仮説は「$\mu_1 = \mu_2$」，右辺を左辺に移項し，「$\mu_1 - \mu_2 = 0$」と表せる。ここでμは母集団の真の平均値である。t 統計量は，以下のとおり求める。

$$t = (\text{2群間の平均値の差} - \text{帰無仮説の値}) \div \text{標準誤差}$$
$$= \text{2群間の平均値の差} \div \text{標準誤差}$$

標準誤差は，2群の分散（データのばらつき）が共通とみなせるかで，2とおりの求め方がある。2群の分散が同等（等分散）とみなせる場合，2群を合わせた分散（プールした分散）を計算し，標準誤差を求める。各群の偏差平方和をSS，人数をnとし，プールした分散s^2は以下の式で求める。

$$s^2 = (\text{両群の偏差平方和の合計}) \div (\text{合計人数} - 2)$$
$$= (SS_1 + SS_2) \div (n_1 + n_2 - 2)$$

標準誤差SEは，

$$\mathrm{SE} = \sqrt{(\text{プールした分散} \div \text{群1の人数}) + (\text{プールした分散} \div \text{群2の人数})}$$

$$= \sqrt{\frac{s^2}{n_1} + \frac{s^2}{n_2}}$$

となる。このとき，t 分布の自由度は $n_1 + n_2 - 2$となる。

一方，2群の分散が異なる（等分散でない）場合，各群の分散を用いて，標準誤差を計算する。これをウェルチ検定ともよぶ。各群の分散を $s_1{}^2$，$s_2{}^2$ とし，標準誤差SEは，

$$\mathrm{SE} = \sqrt{(\text{群1の分散} \div \text{群1の人数}) + (\text{群2の分散} \div \text{群2の人数})}$$

$$= \sqrt{\frac{s_1{}^2}{n_1} + \frac{s_2{}^2}{n_2}}$$

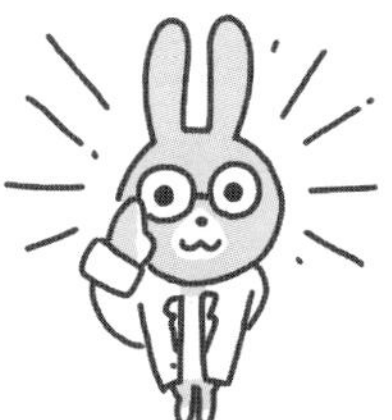

となる。このとき，統計量の自由度は，ある計算式で求めた値となる（ソフトウェア上で計算するため，省略する）。

計算例4．対応のない t 検定の実際

表9-5（p.126）のデータでは，非服薬群に対する服薬群の平均値の差は－19.1 mmHg と服薬群のほうが低い（表9-6）。各群の偏差平方和はそれぞれ 2,530.9，2,851.6，分散はそれぞれ 253.1，356.4 となる。

帰無仮説は，「服薬群と非服薬群の血圧に差はない」である。

分散を等分散とみなした場合，プールした分散は 299.0 となる。標準誤差は 7.77 となる。$t = -19.1 \div 7.77 = -2.46$ となり，自由度 $11 + 9 - 2 = 18$ の t 分布より，$p = 0.024$ となる。

なお，各群の分散が異なるとした場合，標準誤差は 7.91 となり，$t = -2.42$ となる。このとき，自由度は 15 と求められ，$p = 0.028$ となる。

どちらの計算であっても，$p < 0.05$ であり，帰無仮説は棄却される。

よって，2群の平均値を比較し，「非服薬群に比べ，服薬群の収縮期血圧は有意に低い」と解釈できる。

表9-6　対応のない t 検定の計算例（2群間の等分散を仮定）

項　目	式	計算例
平均値の差	群1の平均値 － 群2の平均値	129.1 － 148.2 ＝ － 19.1 mmHg
プールした分散	（両群の偏差平方和の合計）÷（合計人数 － 2）　……①	（2,530.9 ＋ 2,851.6）÷（11 ＋ 9 － 2）＝ 299.0
標準誤差	$\sqrt{(① \div 群1の人数) + (① \div 群2の人数)}$	$\sqrt{(299.0 \div 11) + (299.0 \div 9)} = 7.77$
t 統計量	平均値の差 ÷ 標準誤差	－ 19.1 ÷ 7.77 ＝ － 2.46
自由度	合計人数 － 2	20 － 2 ＝ 18

3）代表的な解析方法2：マン-ホイットニーU検定

２群のデータが正規分布しない場合には，ウィルコクソンの符号付順位検定，もしくはマン-ホイットニーU検定とよばれる検定を用いる。これらは対応のない t 検定のノンパラメトリック検定であり，データの大きさの順位を用いる点が特徴である。

計算結果の概略を示す。まず，２つの群を合わせて，値の小さい順に順位をつける。その順位の和Tを群別に求め，ウィルコクソンの符号付順位検定では順位和の小さい群のTを統計量として採用する。マン-ホイットニーU検定では，一方の群の各対象者に対して，その人よりも値の大きい他方の群の人数を数え，合計したU統計量を求める（図9-5）。群１の順位和TとU統計量には，$U_1 = n_1 n_2 + n_1(n_1 + 1)/2 - T_1$ という関係があり，２つの検定は数学的に同等である。

標本サイズが十分大きいときには，$Z = (U - 平均) \div 標準偏差$と変換し，標準正規分布より確率を計算する。なお，U統計量の平均は $n_1 \times n_2 \div 2$（nは人数），標準偏差は $\sqrt{n_1 \times n_2 \times (n_1 + n_2 + 1) \div 12}$（同順位がない場合）となる。

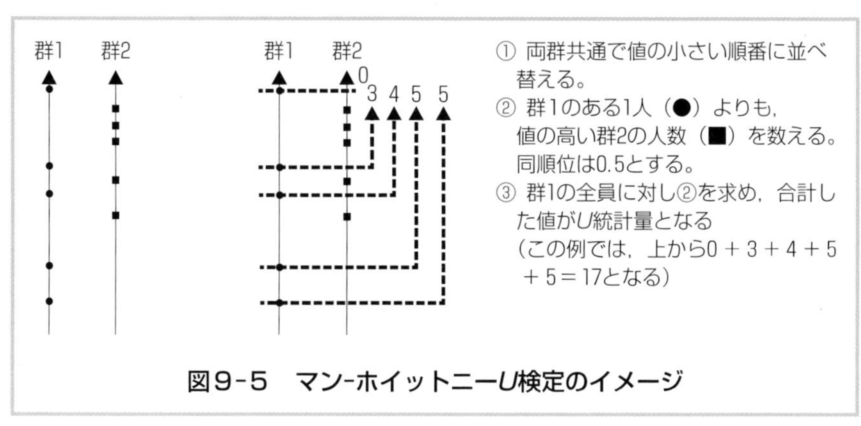

図9-5　マン-ホイットニーU検定のイメージ

計算例5．マン-ホイットニーU検定の実際

表9-5（p.126）に示す各群のデータを，値の小さい順に順位をつける（表9-7）。服薬群11名の順位和 $T = 87$ であるため，$U = 11 \times 9 + 11 \times (11 + 1)/2 - 87 = 78$ となる。同様に非服薬群を求め，両群のUのうち小さいほうの $U = 21$ を検定に用いる。Uの平均 49.5，標準偏差 13.2 より，$|Z| = |21 - 49.5| \div 13.2 = 2.17$ となり，標準正規分布より $p < 0.05$ となる（実際には $p = 0.030$）。よって，帰無仮説を棄却し，「有意な差がある」という結論になる。

表9-7　マン-ホイットニーU検定の例

服薬群			非服薬群		
血圧	順位T	U	血圧	順位T	U
			174	20	0
			170	19	0
			164	18	0
156	17	3			
			152	16	1
150	15	4			
			148	14	2
			146	13	2
144	12	6			
136	11	6			
134	10	6			
			132	9	5
			126	8	5
124	7	8			
			122	6	6
120	5	9			
118	4	9			
116	3	9			
114	2	9			
108	1	9			
合計	87	78		123	21

Uは図9-5の方法
でも求められること
を確認しましょう

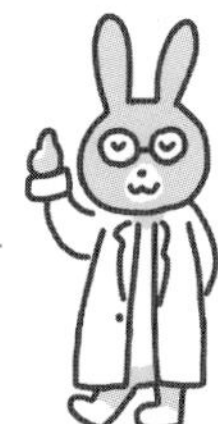

4．3群以上の平均の比較

1）解析の目的

問題9－3：3群間の平均の比較

表9－8は，3種類の治療効果を比較した介入研究の結果である。治療A，治療B，治療Cそれぞれの治療を受けた10名ずつの収縮期血圧を示している。どの治療に効果があったのかを比較しよう。

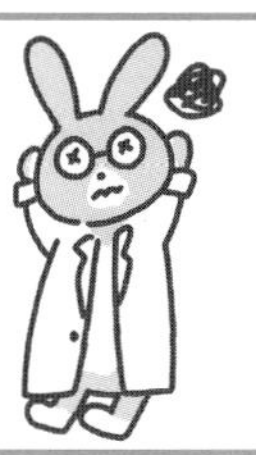

表9-8　3群間の血圧（mmHg）の比較例

人数	A群	B群	C群
1	120	132	134
2	140	138	143
3	136	134	148
4	138	134	138
5	126	130	145
6	134	134	132
7	134	132	136
8	132	136	148
9	128	138	128
10	122	132	152
平均	131.0	134.0	140.4
標準偏差	6.7	2.7	7.9

前述の t 検定は2群を比較する方法であった。もし3群以上の比較に t 検定を用いると複数回（3群の場合，AとB，BとC，CとAの3回）検定を繰り返すことになってしまう。これを多重比較といい，第1種の過誤（p.119参照）を増大させてしまう問題がある。そこで，3群以上の比較には分散分析を用いる。

2）代表的な解析方法：分散分析

分散分析（analysis of variance：ANOVA）は，データの変動を，注目している要因による影響とそれ以外に分割して，要因の影響の大きさを判断する手法である。具体的には，データのばらつきを，群内の変動（各群の個体のデータがどのくらい群の平均値からばらついているか，誤差・個人差に該当する）と，群間の変動（各群の平均値はどのくらいばらついているか，要因による差に該当する）に分け，その大きさを比較する方法である（図9-6）。イメージとして，群内の変動が，群間の変動よりも大きい場合には差がないと判断でき，群内の変動に比べ，群間の変動が大きければ，差があるといえる。ここでは要因が1組である**一元配置分散分析**について説明する。

① **帰無仮説を立てる**　帰無仮説は「すべての群の平均値は同じ」である。

② **結果を判断する**　各群の偏差平方和から，群間と群内（誤差項）の変動を求め，比をとる。この比を*F*統計量といい，3群の場合，自由度（2，人数－3）の*F*分布に従う。

③ **結果を判断する**　$p < 0.05$ の場合には，「どこかの群に有意な差がある」と解釈できる。ただし，どの群間であるかまでは言及できない。

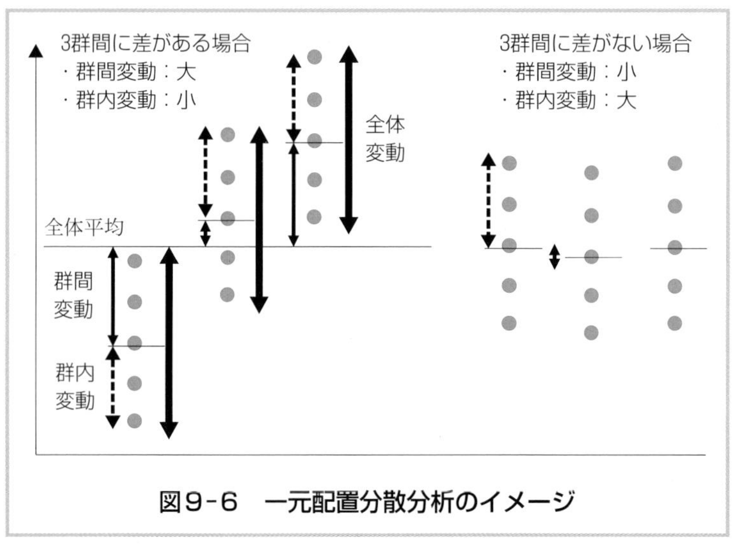

図9-6　一元配置分散分析のイメージ

補足説明（数式）

F統計量の計算

F = 群間の平均偏差平方和 ÷ 群内の平均偏差平方和となる。

それぞれの平均偏差平方和は，偏差平方和 ÷ 各自由度で求められる。

群内の偏差平方和 = (各群に属する個人の値 − 各群の平均値)^{2}の和　……①

全偏差平方和 = (個人の値 − 全体平均)^{2}の和　……②

であるので，

群間の偏差平方和 = 全偏差平方和 − 群内の偏差平方和
　= ② − ① となる。

群間の自由度は（群の数 − 1），群内の自由度は（全人数 − 群の数）となる。

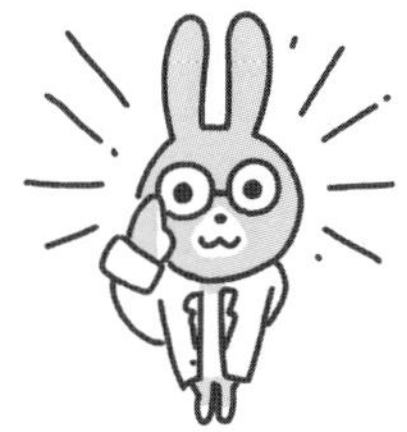

計算例6．分散分析の実際

表9-8（p.131）からは，偏差平方和は群内 1,042.4（自由度27），群間 461.1（自由度2）となるため，平均偏差平方和は群間 461.1 ÷ 2 = 230.5，群内 1,042.4 ÷ 27 = 38.6 となる（表9-9）。$F = 230.5 \div 38.6 = 5.97$ となり，自由度（2，27）のF分布より，$p = 0.0071$ と求められる。$p < 0.05$ より，帰無仮説を棄却し，どこかの群が有意に異なることがわかる。平均値より，C群の血圧値が有意に高いことが推測されるが，そこまでは断定はできない。

表9-9　分散分析表

要　因	自由度	偏差平方和	平均偏差平方和	F値	p値
群間	2	461.1	230.5	5.97	0.0071
誤差（群内）	27	1,042.4	38.6		
全体	29	1,503.5			

3）3群以上の比較に対するその他の解析：ノンパラメトリック，二元配置分散分析

3群以上を比較するための順位を用いたノンパラメトリック検定は，クラスカル-ウォリス検定という。詳細な計算は省略するが，問題9-3では $p = 0.0436$ となり，$p < 0.05$ となる。

一元というのは要因が1組という意味である。分散分析は，2組以上の要因を含むデータにも利用でき，二元配置分散分析とよばれる。代表的なデータは，2群以

上の群を繰り返し調査する反復測定データである。反復測定データでは，要因１が群，要因２が時間となる。この分析では，２つの要因の単独の影響よりも，相互の関係性（交互作用）に着目し，解析する。「交互作用がある」というのは，要因Aの影響によって，要因Bの影響が変わってくることを意味する。特に，群によって経時変化が異なる（例えば，介入群は改善傾向，対照群は変化なし）ことを示したい場合が多い。交互作用がある場合には，各要因の単独の影響を求めることができない。

4）注意点：ポスト・ホック解析と多重比較

分散分析では，群間のどこかに差があることがわかる。しかし，どの群に差があるかを，さらに知りたい場合がある。それをポスト・ホック解析（事後解析）という。主な方法は，① 群が順序尺度で，結果が単調増加／減少であれば，傾向性のχ^2検定を行う，② 各群の対比較を行うがある。ここでは②について概説する。

各群を単純に対比較し，複数回 t 検定を繰り返すと，第１種の過誤の確率が高くなることが問題となる。そこで，第１種の過誤を増やさないように有意水準を調整して比較を行う方法を多重比較という。代表的な方法には，ボンフェローニ法，ダネット法，チューキー法，シェッフェ法などがある。ボンフェローニ法は，検定を繰り返す回数分，有意水準を厳しく判断する方法である。例えば，５回検定を繰り返す場合，有意水準を通常の５％未満から１％未満（0.05 ÷ 5）とする。ダネット法は，すべての組み合わせではなく，基準とする対照群との比較のみを行う方法である。チューキー法は，すべての組み合わせを比較し，すべての比較後に有意水準を保つ方法である。シェッフェ法は，全群のパラメータを組み合わせた式（対比とよばれる）を用いて，表現できる比較をまとめて１回で検定する方法である。

どの方法であっても，事前に，どの群を基準として分析するか，仮説や解析の目的を明確化しておき，必要最低限の回数の検定で済むような工夫が必要である。

5．群間の割合の比較（独立性の検定，母割合の検定）

1）解析の目的

問題9－4：群間の割合の比較

ある疾患の保有者30名と正常群20名の過去の飲酒習慣を比較した症例対照研究である（表9-10）。疾患の有無に飲酒習慣がかかわっているかを解析しよう。

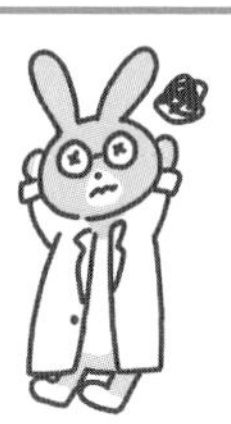

表9-10　群間の割合の比較の例

	疾患	対照	合計
多量飲酒あり	20	5	25
なし	10	15	25
合　計	30	20	50

このデータは，要因と結果の変数ともに質的変数（名義変数または順序変数）であることが特徴である。このとき，疾患と飲酒習慣の関係は，表9-10のように集計できる。この表を，2×2のクロス表という。通常，周辺の合計人数は固定し，中の4つのマス目（セルという）の値に興味がある。この4マスの組み合わせが，疾患と飲酒習慣の関連性を示す。

この場合に用いる解析はさまざまである。人数が十分な場合「χ^2検定」「割合の差の検定」，人数が少ない場合「フィッシャーの正確検定」を用いる。また，「オッズ比の信頼区間」を推定することもある。なお，χ^2検定，フィッシャーの正確検定は3群以上の比較にも利用できるが，ここでは2×2の比較にとどめる。

2）代表的な解析方法1：χ^2（カイ2乗）検定

① 帰無仮説を立てる　問題9－4の検定の帰無仮説は，「疾患と要因には関連はない」である。このとき，「2つの変数1と変数2は独立している」と表現する。独立とは，「一方の変数の水準が，他の変数の水準の影響を受けないこと」を意味する。いいかえれば，「変数1（例えば多量飲酒）の割合は，全体においても，他方の変数2の各群（例えば，疾患の有無）においても同じ」である。

次に，独立の場合には，クロス表の各セルの人数がどのようになるかを考える

（図９-７）。この人数を期待値Eといい，実際の結果が，この期待値に近い値であれば「関連がない」可能性が高いことが想定される。

帰無仮説（要因と結果は独立）

	疾患	対照	合計
飲酒あり	15	10	25
なし	15	10	25
合　計	30	20	50

太枠の中の数値を期待値という

図９-７　χ^2検定の帰無仮説

② 統計量から確率を求める　実際の観測結果Oと期待値Eのずれの程度をχ^2統計量として求め，帰無仮説の下で偶然に起きる確率を確率分布から求める。２×２のクロス表の場合，自由度１のχ^2分布を利用する。自由度１の場合，$p = 0.05$の境界値は，$\chi^2 = 3.841$ である。

補足説明（数式）

期待値とχ^2統計量の計算

行には変数１（要因），列には変数２（疾患），各変数の分類を（あり・なし）とし，周辺の合計人数を固定して，左上のセル（要因ありかつ疾患あり）の期待値を求める。

	疾患	対照	計
要因あり	a	c	a＋c
なし	b	d	b＋d
合　計	a＋b	c＋d	T

$$\text{aの期待値} = \text{全体の（要因あり）の割合} \times \text{（疾患あり）群の人数} = \frac{a+c}{T} \times (a+b)$$

２×２のクロス表の場合，１つのセルの期待値を求めると，周囲の合計人数から引くことで他のセルの期待値を求めることができる。このように自由に値を決めることができるセルの数を自由度といい，m × n 行列の場合，$(m-1) \times (n-1)$ で求まる。つまり，２×２のクロス表の自由度は，$(2-1) \times (2-1) = 1$となる。

χ^2統計量は以下のように求める。

$$\chi^2 = \text{各セルの}[(\text{観測値}O - \text{期待値}E)^2 \div E]\text{の合計} \quad \cdots\cdots①$$

χ^2分布は，横軸が０以上の確率分布である（p.100，図７-10参照）。

本来，χ^2分布は，連続的な確率分布である。しかし，クロス表は，人数を表しているため，厳密には離散変数となる。この違いが，統計量を求める際の誤差となる。したがって，実際の計算では上式の分子 $(O-E)^2$ から 0.5 をさらに引き，連続的なχ^2分布に近づくように補正することもある。これをイェーツの補正とよぶ。

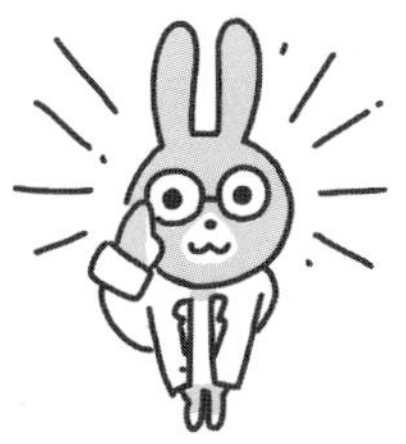

③ 結果を判断する　$p < 0.05$ のとき，帰無仮説を棄却し，「２つの変数間には関連がある」という結論になる。反対に，$p > 0.05$ となるため，帰無仮説を採択し，「２つの変数間に関連があるとはいえない」となる。

計算例７．χ^2検定の実際

表９-10（p.135）の例では，帰無仮説は「疾患と飲酒習慣には関連がない」である。

次に帰無仮説のもとでの期待値を求める（p.136，図９-７）。左上の（飲酒ありかつ疾患あり）のセルに着目すると，この人数は，（全体における飲酒ありの割合 25 ÷ 50）を（疾患ありの人数 30）にかけ，（25 ÷ 50） × 30 ＝ 15人と求められる。周辺の人数を一定とみなしているので，合計人数から，他の期待値も求められる。

次にχ^2統計量を求める。上記の補足説明①式より，左上のセルでは，$(20-15)^2 \div 15 = 1.67$ となる。すべてのセルについても同様に求め，合計し，

$$\chi^2 = (20-15)^2 \div 15 + (10-15)^2 \div 15 + (5-10)^2 \div 10 + (15-10)^2 \div 10 = 1.67 + 1.67 + 2.5 + 2.5 = 8.34$$

となる。

この統計量は，自由度（２ － １） × （２ － １）＝ １のχ^2分布に従う。

$\chi^2 \geqq 8.34$ となる確率を求めると，$p = 0.004$ となる。$p < 0.05$ より，帰無仮説を棄却し，「疾患と飲酒習慣には関連がある」となる。

３）代表的な解析方法２：フィッシャーの正確検定（直接確率検定）

人数が少ない（期待値が５未満）場合に，χ^2検定は不正確になる。そのため，小標本には，確率分布を用いない正確な検定方法を利用する。これを**フィッシャーの正確検定**という。

図９-８中の表のようなクロス表を考える。この表が生じる確率を求めるには，

	疾患	対照	計
要因あり	a	c	a + c
なし	b	d	b + d
合　計	a + b	c + d	T

図９-８　フィッシャーの正確検定のイメージ

周辺の合計人数を固定した状況で，要因ありを選ぶ組み合わせを考えればよい。つまり，（全体T人から要因ありa＋c人）を選ぶ組み合わせのうち，（疾患群a＋b人から要因ありa人）かつ（対照群c＋d人から要因ありc人）になる組み合わせの割合が確率となる。

次に，この観測結果よりも偏った結果（確率がより低くなるパターン）をすべて考え，同様に確率を計算する。それらの表の確率をすべて足し合わせた値をp値とする。p値の解釈はχ^2検定と同様である。

例として，表9-10（p.135）の人数を5分の1にした表を考える（図9-9）。この表の確率は，$p = 0.238$ となる。次に，周辺の合計人数を固定した場合に起こりうる結果の全パターンを考える。左上のセルの値を1つずつずらし，他のセルがマイナスにならないようにすると，全部で4つのパターンが起こりうる。実際の結果の確率以下となるパターンをすべて足し合わせると $p = 0.238 + 0.024 + 0.238 + 0.024 = 0.524$ となる。$p > 0.05$ より，疾患と飲酒習慣に関連があるとはいえない。

実際の結果	疾患	対照	計
飲酒あり	4	1	5
なし	2	3	5
合　計	6	4	10

確率 0.238

$p = {}_6C_4 \times {}_4C_1 \div {}_{10}C_5$

パターン1	疾患	対照
飲酒あり	5	0
なし	1	4

0.024

パターン2	疾患	対照
飲酒あり	3	2
なし	3	2

0.476

パターン3	疾患	対照
飲酒あり	2	3
なし	4	1

0.238

パターン4	疾患	対照
飲酒あり	1	4
なし	5	0

0.024

合計人数を固定し，左上の数字を変えていく

図9-9　フィッシャーの正確検定の実際

4）代表的な解析方法3：割合の差の検定

χ^2検定では，要因と疾患の関連はわかるが，どの程度要因が異なるのか，実際の差を知ることができない。実際の差を知りたい場合には，割合の差を検定する。

疾患群の要因ありの割合をP_1，対照群の要因ありの割合をP_2とする。このとき，割合の差 $P_1 - P_2$ を効果指標として検定する。

① **帰無仮説を立てる**　帰無仮説は，「疾患の有無により要因の割合に差がない」つまり，$P_1 - P_2 = 0$とする。

② **確率を求める**　割合の差 $P_1 - P_2$ は，人数が十分大きいときに，正規分布に従うことが知られている。よって，割合の差を標準偏差で割り，標準化したZを求め，検定する。

Z = 割合の差 ÷ 標準偏差 = $(P_1 - P_2) \div \mathrm{SD}$ となる。

なお，$\mathrm{SD} = \sqrt{\dfrac{P_1(1-P_1)}{n_1} + \dfrac{P_2(1-P_2)}{n_2}}$ である。

③ **結果を判断する**　$p < 0.05$ のとき，帰無仮説を棄却し，「疾患の有無により要因の割合に有意な差がある」となる。この検定では，どちらの群が何％高いかまで言及できる。

計算例 8．割合の差の検定の実際

表 9-10（p.135）の例では，疾患群の飲酒習慣ありの割合は $20 \div 30 = 0.667$（66.7％），対照群の飲酒習慣ありの割合は $5 \div 20 = 0.25$（25％）となる。割合の差は，$0.667 - 0.25 = 0.417$（41.7％）となる。標準偏差は 0.13 となり，$Z = 3.22$，$p = 0.0013$ となるため，帰無仮説を棄却し，「疾患あり群は，対照群に比べ，飲酒習慣の割合が 41.7％高く，有意な差がある」となる。

5）代表的な解析方法 4：オッズ比の信頼区間

2×2のクロス表において，要因と結果の関連の強さは**オッズ比**として表されることが多い。オッズとは，「起こりやすさ」のことであり，この例の場合，各群の要因ありと要因なしの人数の比が，要因ありオッズとなる。クロス表の各セルの人数をa~dとすると（図 9-10），要因ありオッズは，疾患群 $(\frac{a}{b})$，対照群 $(\frac{c}{d})$ となる。オッズ比は，さらに，疾患群のオッズと対照群のオッズの比である。

$$\text{オッズ比OR} = \frac{a}{b} \div \frac{c}{d} = \frac{ad}{bc}$$

	疾患	対照
要因あり	a	c
なし	b	d
オッズ	a/b	c/d

対照群に対する疾患群のオッズ比
a/b ÷ c/d = ad/bc

図 9-10　オッズ比の求め方

これは，疾患群が対照群よりも何倍，要因を有している可能性が高いかを示す指標である。なお，コホート研究の場合には，クロス表の見方を入れ替え，要因ありオッズではなく，疾患発生オッズを計算するが，オッズ比の計算式は同じである。

このオッズ比にも偶然誤差が影響している可能性があるため，95%信頼区間を求めて検証する。

① **帰無仮説を立てる**　要因と結果に関連がない場合，オッズ比 = 1となる。

② **信頼区間を求める**　オッズ比の対数の標準偏差SDは，以下のように近似できる。

$$\mathrm{SD} = \sqrt{\frac{1}{a} + \frac{1}{b} + \frac{1}{c} + \frac{1}{d}}$$

オッズ比の対数は，標準正規分布に従うため，95%信頼区間は以下のように求められる。

(log 下限，log 上限) = (log OR − 1.96 SD，log OR + 1.96 SD)

それぞれの値を指数変換した値がオッズ比の 95%信頼区間となる。

(下限，上限) = (OR × exp(− 1.96 SD)，OR × exp (+ 1.96 SD))

ここで，exp (X) とは，e (自然対数の底，約2.7) のX乗である。

③ **解析結果の解釈**　オッズ比の 95%信頼区間に1が含まれていなければ，検定では $p < 0.05$ となる (図9-11)。オッズ比が1である可能性は有意に低いため，「要因と結果には有意な関連がある」といえる。また，オッズ比が1より大きい場合リスク要因，小さい場合予防要因と判断できる。

一方，95%信頼区間に1が含まれている場合，オッズ比が1である可能性も十分に想定できると解釈でき，「要因と結果には関連があるとはいえない」となる。また，信頼区間の幅は，データの精度を表している。幅の広い信頼区間の場合には，解釈に注意が必要となる。

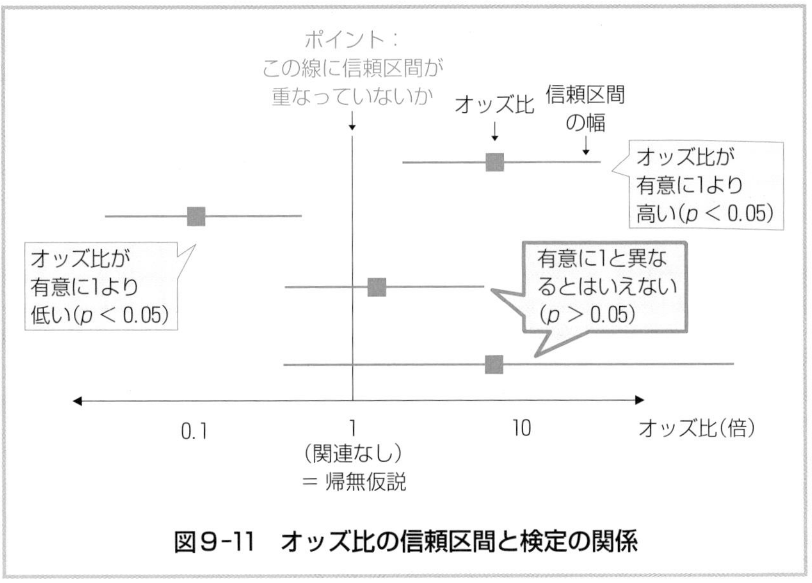

図9-11　オッズ比の信頼区間と検定の関係

計算例9．オッズ比の信頼区間の実際

表9-10（p.135）のデータでは，対照群に対する疾患群の飲酒ありのオッズ比は，$20 \times 15 \div (10 \times 5) = 6$ となる。標準偏差SDはp.140の式より，0.65 となる。オッズ比の 95%信頼区間は，

下限：$6 \times \exp(-1.96 \times 0.65) = 1.7$

上限：$6 \times \exp(+1.96 \times 0.65) = 21.5$

となる。

95%信頼区間に1が含まれていないため，「対照群に比べ，疾患群では飲酒習慣ありの者が有意に多い」となる。ただし，信頼区間の幅が，約1.7倍～21.5倍と広いため，あまり精度の高いデータとはいえない。

第10章　相関と回帰

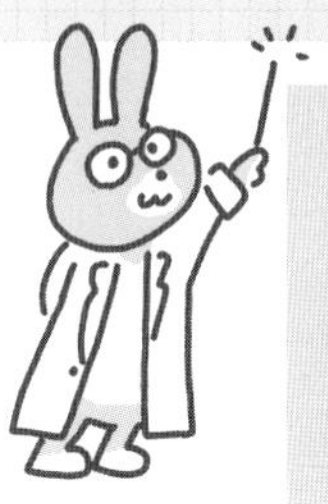

本章では，２つの連続変数の関連性を評価する方法を解説する。前半では「相関」を，後半では「回帰」を解説する。相関と回帰はしばしば混同されるが，その目的や解釈の仕方は異なる。相関係数は，２つの連続変数の直線的な関係を表す。回帰分析は，ある結果変数の値や確率を，別の変数（要因）から推定することが目的である。回帰分析では，名義・順序変数である要因や２つ以上の要因を同時に分析することも可能である。

1．相　　関

1）解析の目的

問題10-1：２変数の相関

ある健診データを用いて，血中の脂質マーカー（中性脂肪，LDLコレステロール，HDLコレステロール）どうしに関連があるのかを知りたい（表10-1）。

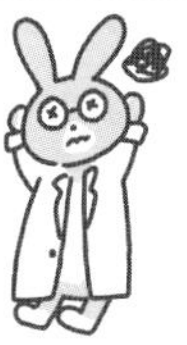

表10-1　連続変数どうしの関連　(mg/dL)

ID	中性脂肪	LDL	HDL	ID	中性脂肪	LDL	HDL
1	152	152	43	11	299	223	30
2	59	120	60	12	52	142	69
3	117	147	41	13	158	105	29
4	54	72	58	14	98	214	69
5	93	122	49	15	101	170	46
6	176	188	42	16	71	115	51
7	79	144	49	17	81	127	42
8	89	109	45	18	86	119	37
9	307	201	28	19	71	152	62
10	88	150	50	20	71	153	40
				平均	115.1	146.3	47

問題10-1の変数は，すべて連続変数である。連続変数どうしの関連の強さを１つの数値として表した指標が相関係数である。

2）データの記述：散布図

計算の前に，２つの変数を視覚的にグラフに表す。縦軸に一方の変数，横軸に他方の変数をとり，各対象者の結果を座標としてプロットしたグラフを散布図という。この散布図から，２つの変数のおおまかな関係性に加え，平均値の程度，データの散らばり具合や外れ値の有無などの検討をつけることができる。関連がある場合には，右上がりまたは左上がりのグラフとなる（図10-１）。

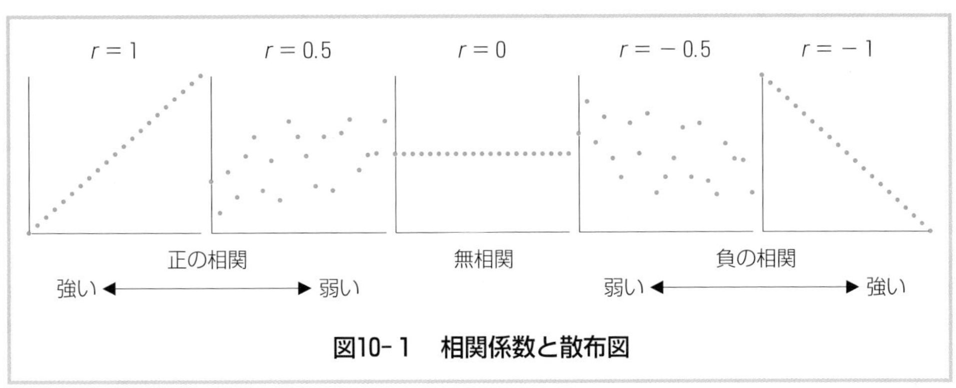

図10-１　相関係数と散布図

3）関連性の指標：相関係数

２つの連続変数の関係を表す指標を相関係数といい，特に直線的な関連を示すピアソンの積率相関係数 r（以下，相関係数）が代表である。相関係数は，２つの変数の共分散をそれぞれの変数の標準偏差で割った指標である（p.144，補足説明参照）。

相関係数は，最小値 -1，最大値１の間の小数をとる。この係数の「符号」と「値」が重要である。相関係数の正負は，関連の方向性を示す。マイナスは負の相関といわれ，一方の変数の値が上がると，他方の変数の値が下がることを意味する。プラスは正の相関といわれ，一方の変数の値が上がると，他方の変数の値も上がることを意味する。相関係数の値が，１または -1 に近いほど関連が強いことを意味し，０は無相関を意味する。相関係数の程度については表10-２のように解釈できる。

表10-２　相関係数の解釈

相関係数	解　釈
$0.8 < \lvert r \rvert \leqq 1.0$	強い相関
$0.5 < \lvert r \rvert \leqq 0.8$	中等度の相関
$0.2 < \lvert r \rvert \leqq 0.5$	弱い相関
$0 < \lvert r \rvert \leqq 0.2$	ほぼ無視できる相関
$\lvert r \rvert = 0$	無相関

補足説明（数式）

相関係数の計算，検定

2つの変数X，Yの平均を$\overline{X}$，$\overline{Y}$とする。相関係数は，以下の式で求められる。

$$r = \frac{X\text{と}Y\text{の共分散}}{X\text{の標準偏差} \times Y\text{の標準偏差}} = \frac{(\Sigma X - \overline{X})(Y - \overline{Y})}{\sqrt{\Sigma(X - \overline{X})^2} \times \sqrt{\Sigma(Y - \overline{Y})^2}}$$

なお，共分散と標準偏差の「÷（人数 － 1）」は分子分母で相殺される。

相関係数も標本から得られた結果である以上は，偶然誤差の可能性もある。そこで，帰無仮説を「無相関（$r = 0$）」とし，検定を行う。人数が十分大きいときには，以下のように相関係数を t 統計量に変換する。

$$t = r\sqrt{n - 2} \div \sqrt{1 - r^2}$$

この統計量は，自由度 $n - 2$ の t 分布に従う。確率を求め，$p < 0.05$ の場合には，帰無仮説を棄却し，「有意な相関がある」といえる。$p \geqq 0.05$ の場合，「有意な相関があるとはいえない」となる。検定はあくまで偶然誤差を判断するためであるため，有意性は関連の強さや方向を示すものではない。人数が多くなれば，ごく弱い相関であっても有意となることがある。

計算例1．相関係数の実際

表10-1（p.142）の中性脂肪とLDLの相関係数を求める。それぞれの平均値は，中性脂肪 115.1 mg/dL，LDLコレステロール 146.3 mg/dL となる。標準偏差は，中性脂肪 72.5，LDL 38.3 となる（表10-3）。2つの変数の偏差の積の和34,154.9を（人数 － 1）で割り，共分散は 1,797.6 となる。式より，相関係数を求めると 0.647 となる。

$$r = 1{,}797.6 \div (72.5 \times 38.3) = 0.647$$

よって，中性脂肪とLDLコレステロールには中程度の正の相関がある。

このとき，$t = 3.60$ となり，自由度 18 の t 分布より $p = 0.002$ となる。

また，中性脂肪とHDLコレステロールの相関係数は -0.686（$p = 0.001$）と中程度の負の相関がある（表10-4）。HDLコレステロールとLDLコレステロールの相関係数は -0.149（$p = 0.532$）と有意な関連があるとはいえない。

表10-3　相関係数の計算例：中性脂肪とLDLコレステロールの相関

	偏差		偏差平方（2乗）		偏差の積
ID	中性脂肪	LDL	中性脂肪	LDL	中性脂肪 × LDL
1	36.9	5.7	1,361.6	32.5	210.3
2	− 56.1	− 26.3	3,147.2	691.7	1,475.4
3	1.9	0.7	3.6	0.5	1.3
4	− 61.1	− 74.3	3,733.2	5,520.5	4,539.7
5	− 22.1	− 24.3	488.4	590.5	537.0
6	60.9	41.7	3,708.8	1,738.9	2,539.5
7	− 36.1	− 2.3	1,303.2	5.3	83.0
8	− 26.1	− 37.3	681.2	1,391.3	973.5
9	191.9	54.7	36,825.6	2,992.1	10,496.9
10	− 27.1	3.7	734.4	13.7	− 100.3
11	183.9	76.7	33,819.2	5,882.9	14,105.1
12	− 63.1	− 4.3	3,981.6	18.5	271.3
13	42.9	− 41.3	1,840.4	1,705.7	− 1,771.8
14	− 17.1	67.7	292.4	4,583.3	− 1,157.7
15	− 14.1	23.7	198.8	561.7	− 334.2
16	− 44.1	− 31.3	1,944.8	979.7	1,380.3
17	− 34.1	− 19.3	1,162.8	372.5	658.1
18	− 29.1	− 27.3	846.8	745.3	794.4
19	− 44.1	5.7	1,944.8	32.5	− 251.4
20	− 44.1	6.7	1,944.8	44.9	− 295.5
合計			99,963.8	27,904.0	34,154.9
分散 ÷（人数 − 1）			5,261.3	1,468.6	共分散 1,797.6
標準偏差（平方根）			72.5	38.3	

偏差 ＝ 各人の値 − 平均値

表10-4　相関係数と検定

変数1	変数2	相関係数	p
中性脂肪	LDL	0.647	0.002
中性脂肪	HDL	− 0.686	0.001
LDL	HDL	− 0.149	0.532

4）注　意　点

相関係数は，２変数間の直線的な関係を示す。そのため，(1)相関係数が不適当であるケース，(2)相関係数の計算や解釈に注意が必要なケースがある（図10-２）。

(1)のケースには，① 単調増加・減少でない関係性，② 因果関係の証明がある。例えば，３次関数のように，途中で増加・減少の傾向が変わってしまうような関係性は，相関係数では正確には表現されない。また，相関係数は因果関係の判断には

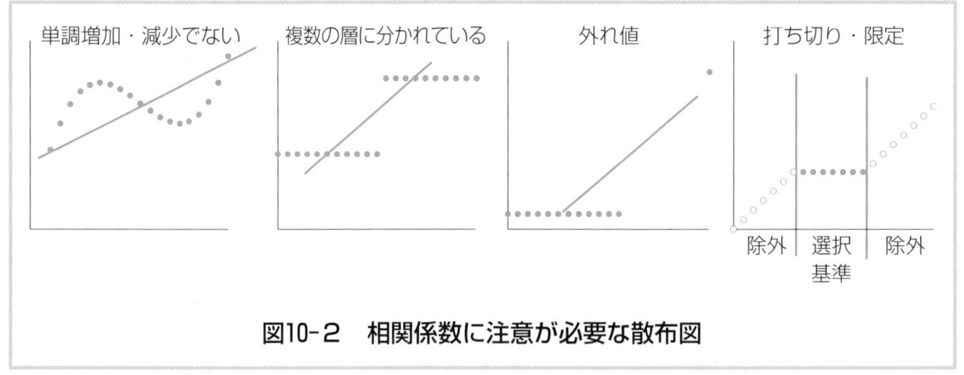

図10-2　相関係数に注意が必要な散布図

使えない。２つの変数のXとYのどちらが原因で，結果かを区別していないため，因果の逆転が起こったとしても相関係数は同じである。

⑵のケースとしては，① **外れ値**，② **複数の層**，③ **打ち切り**，④ **交絡**がある。

① **外れ値**　　値が極端に小さいあるいは大きい少数の個体のことである。特にピアソンの相関係数は，外れ値の影響を強く受ける。そのため，全体としては無相関であっても，外れ値のために相関係数を過大評価してしまうことがある。このようなデータでは，「妥当な理由があれば外れ値を除外する」「順位相関係数を計算する」が対処法となる。**順位相関係数**とは，値をすべて順位に変換して，計算した相関係数であり，**スピアマンの順位相関係数**ρ（ギリシャ文字でローと読む），**ケンドールの順位相関係数**τ（ギリシャ文字でタウと読む）などがある。

② **層**　　男女などの集団の属性のことである。個々の層では無相関であっても，複数の層を合わせると相関があるようにみえることがある。変数の値に，層による差（男女差など）がある場合には，層ごとに相関係数を求める。

③ **打ち切り**　　対象者の選択基準・除外基準によって，対象者を限定してしまうことである。例えば，ある一部の年齢層のデータでは相関がなかったとしても，年齢の幅を広げると相関することがある。データの天井効果（高い値に集中しているデータ）や床効果（低い値に集中しているデータ）がある場合や母集団を反映していない偏った標本では，真の結果を誤ってとらえてしまうことがある。

④ **交　絡**　　第３の交絡要因の影響によって見かけ上の相関が生じることがある。交絡要因の対処法として，別の変数の影響を除く偏相関係数や，層別解析，重回帰分析（p.151参照）がある。

2．回帰分析の基本：単回帰

1）解析の目的

問題10-2：回帰分析

20名の健診データから血清LDLコレステロールがどのような要因に影響されるかを知りたい（表10-5）。要因の候補としてBMI（連続量），性別（男女），運動習慣（有無）が得られている。

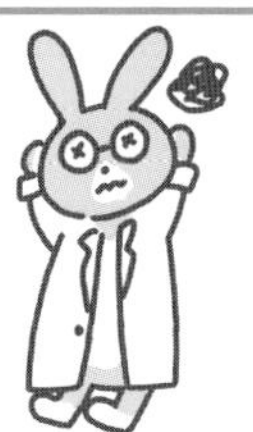

この目的には，回帰分析が用いられる。回帰とは，一方の変数から他方の変数の値を推定することである。ある変数の値を別の変数から推定することが保健医療分野の目的となる。例えば，腎機能の指標である糸球体濾過量（GFR）の厳密な測定にはコストがかかるため，簡便な血清クレアチニン値から推定糸球体濾過量（eGFR）として求める。また，2つ目の目的として，ある変数の要因が複数考えられる場合に，どの要因が特に影響しているかを同時に比較したい場合にも回帰分析が用いられる。

ここでは，まず1つの要因から，結果を推定する線形単回帰について説明する。その後，さまざまな状況に合わせた回帰分析の応用について解説する。

表10-5　回帰分析のデータ例

LDL	BMI	性別	運動習慣
151.6	21.4	男	無
120.1	20.2	女	有
147.1	25.6	男	無
72.1	16.8	女	無
121.5	20.9	男	無
188.2	23.0	男	有
223.2	24.6	男	有
142.2	25.3	男	有
105.5	20.8	男	有
214.4	22.8	女	無
170.4	28.7	男	無
114.9	21.3	男	無
126.7	21.3	男	無
118.6	22.0	男	無
151.9	20.4	女	無
152.9	27.9	男	無
157.1	19.3	女	有
145.8	22.3	女	無
118.5	19.5	女	有
133.8	19.7	女	有

2）代表的な解析方法：線形単回帰

線形単回帰とは，ある要因Xから，連続変数である結果変数Yを推定することである。Xを独立変数（説明変数），Yを従属変数（被説明変数，目的変数）という。なお，要因Xは連続変数として説明する。回帰式は3次関数で表す。

$$Y = a + bX$$

ここで，aをYの**切片**，傾きbを**回帰係数**という。データとして得られている（X, Y）の値から，特にbを求めることが目的である。回帰係数bは，直線の傾きであり，XとYの関係性を表している。aは，Xの値が０のときのYの値を意味するが，保健医療分野では０にならない変数（例えば体重）も多いため，aの推定を目的としないことが多い。

なお，Xは名義・順序変数でもよい。その場合には，ダミー変数（例えば，男性０，女性１）を解析に用いる。また，この場合には第９章の分散分析（p.131参照）と等しくなる。

補足説明（数式）

回帰係数の求め方

現実世界のデータでは，すべての（X, Y）を通る１本の直線は存在しない。そこで，実際のデータYと，Xから回帰式により予測された値$\hat{Y}$のずれ（**残差**という）を考え，そのずれ（実際には２乗した値）の合計が最も小さくなるようにaとbを決める（図10-3）。これを**最小２乗法**という。

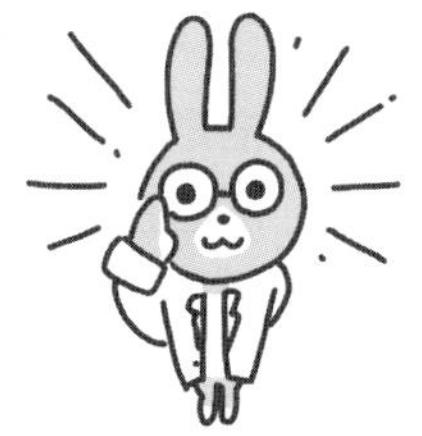

途中の式は省略するが，aとbは以下の式で求められる。

$$b = X\text{と}Y\text{の共分散} \div X\text{の分散} = \sum(X-\overline{X})(Y-\overline{Y}) \div \sum(X-\overline{X})^2$$

$$a = \overline{Y} - b \times \overline{X}$$

ここで，$\overline{X}$, $\overline{Y}$は独立変数，従属変数の平均値である。

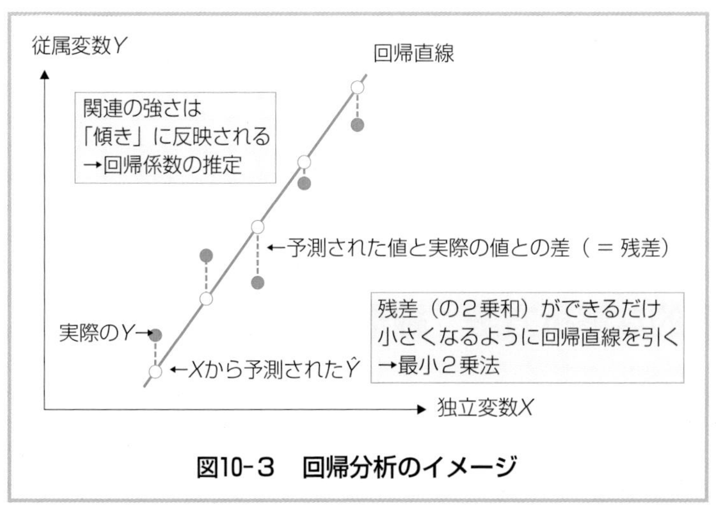

図10-3　回帰分析のイメージ

計算例 2．回帰分析の実際

問題10-3において，まずBMIを用いてLDLコレステロールの回帰式を求める。LDLコレステロール = $a + b \times$ BMI とし，データからaとbを求める（表10-6）。BMIの分散 8.79，共分散 57.75 となるため，

$$b = 57.75 \div 8.79 = +6.571 \cdots\cdots$$
$$a = 143.8 - 6.57 \times 22.2 = -2.029 \cdots\cdots$$

よって，LDLコレステロール = $-2.0 + 6.6 \times$ BMI となる。この関係式から，BMIが 20 の人は，LDLコレステロール値が $-2.0 + 6.6 \times 20 = 112$ mg/dL であることが推測される。

表10-6　回帰分析の結果　(R^2 = 0.294)

変数	回帰係数	標準誤差	t値	p値
切片	− 2.0	53.7	− 0.04	0.971
BMI	6.6	2.4	2.74	0.014

3）回帰係数の解釈

回帰係数は，「Xが1単位変化したときの，Yの変化量」を示している。計算例2．では，$b = +6.6$ であるため，BMIが1 kg/m^{2}増加した場合，LDLコレステロール値は +6.6 mg/dL 増加することを意味している。

実際の解析では，「Xの1単位」が現実的に意味のあるように回帰係数を解釈する。例えば，白血球数の場合，1個/μL の変化は誤差程度であるため，1,000 個/μL 程度の変化を回帰係数の単位とするほうがよい。反対に，ウエスト・ヒップ比（小数）の場合，1の変化は大きすぎるため，0.1 の変化に対する係数を計算する。また，臨床的な基準値によりダミー変数とすることもある。

4）回帰係数の検定

回帰係数についても偶然誤差でないかどうか検定を行う。帰無仮説は「回帰係数 $b = 0$」とし，t 検定を行う（計算式省略）。$p < 0.05$ であれば，帰無仮説を棄却し，回帰係数が0である可能性は低く，「有意な関連がある」と判断する。

5）注　意　点

回帰分析を行う場合は，モデルの前提が成立するデータであるかを確認する必要がある。線形回帰分析の場合，あらゆるXの水準に対して，① Yが正規分布している，② Yのばらつきが一定であること，③ 残差が正規分布していることが前提である。回帰式を求めた後に，残差の傾向を詳細に分析する必要がある。

また，推定された回帰式の精度を評価する（図10-4）。これを「あてはまり（適合度）」とよび，決定係数 R^2 が代表的な指標として用いられる。R^2は，Yのばらつきを回帰式が何％説明できているかを表し，最大値は1（100％）である。単回帰分析の場合，R^2はピアソンの相関係数rの2乗に等しい。計算例2．では，$R^2 = 0.294$ となるため，LDLコレステロールの変動の 29％をBMIで説明していることになる。

column

回帰分析は意外と身近な存在

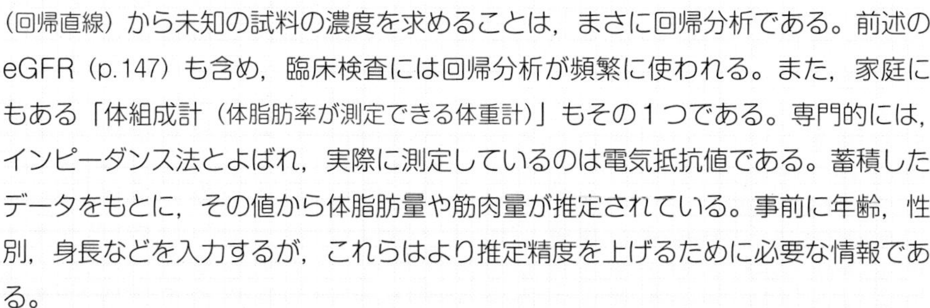

回帰分析は，栄養学はもちろんさまざまな分野で頻繁に使われている。例えば，大学の実験で，栄養素の濃度を分析するときに，検量線（回帰直線）から未知の試料の濃度を求めることは，まさに回帰分析である。前述のeGFR（p.147）も含め，臨床検査には回帰分析が頻繁に使われる。また，家庭にもある「体組成計（体脂肪率が測定できる体重計）」もその1つである。専門的には，インピーダンス法とよばれ，実際に測定しているのは電気抵抗値である。蓄積したデータをもとに，その値から体脂肪量や筋肉量が推定されている。事前に年齢，性別，身長などを入力するが，これらはより推定精度を上げるために必要な情報である。

最近では，人工知能技術にも，回帰分析が使われている。例えば，スマートフォンの顔認証技術では，顔のパーツの特徴から，本人である確率を推定している。

回帰分析だと認識しておくことは，結果を正確に読み取るために大切である。例えば，基礎代謝量を身長，年齢，体重から求めるハリス-ベネディクト式は，およそ100年前に，欧米人を対象につくられた。その当時には，人生100年時代は想定されていなかっただろう。したがって，80歳，90歳を超えるような日本の高齢者（特にやせた人）に対して，オリジナルの式を使うと誤差が大きくなりやすい。検量線の端（あるいは外）は不正確になりやすいのである。

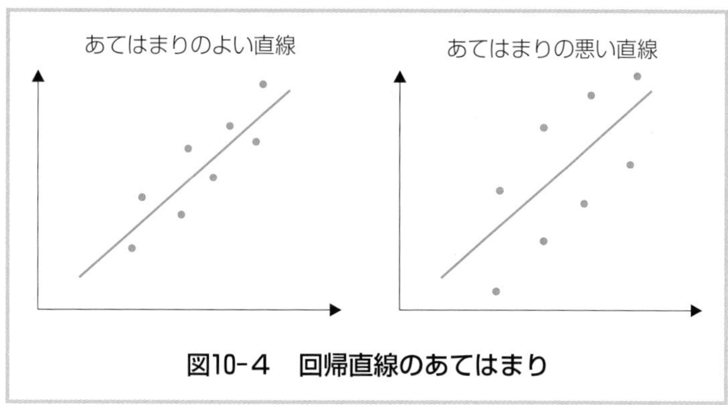

図10-4　回帰直線のあてはまり

3．回帰分析の応用

回帰分析には，独立変数の数や従属変数の尺度タイプ，データ構造などにより拡張されたさまざまな手法がある（表10-7）。

表10-7　さまざまな回帰分析

		従属変数Yが	
		連続尺度	名義尺度（二値）
独立変数Xが	1つ	線形単回帰	ロジスティック回帰
	2つ以上	線形重回帰	多重ロジスティック回帰

1）重回帰分析

重回帰分析は，２つ以上の要因を独立変数として解析する方法である。

$$Y = a + b_1X_1 + b_2X_2 + \cdots\cdots + b_nX_n$$

bを偏回帰係数とよび，他の要因の影響を取り除いた独立した効果を示す。

この分析は，主に２つの目的に用いられる。１つ目は，複数の独立変数から，より精度よく従属変数を推定したい場合である。

重回帰分析の２つ目の目的は，交絡因子の影響を除いた独立変数の影響を評価したい場合である。計算例２．では，従属変数をLDLコレステロールとした単回帰分析におけるBMIの回帰係数は 6.6（$p = 0.014$）であったが，性別，運動習慣を同時に投入した重回帰分析では，BMIの回帰係数は 9.1（$p = 0.007$）となったとする（表10-8）。つまり，性別，運動習慣の交絡因子の影響を除いても，LDLコレステロールとBMIは有意に関連することがわかる。性別，運動習慣については $p > 0.05$ より，回帰係数が0である可能性を棄却できず，「有意な関連があるとはいえない」と解釈できる。

表10-8　重回帰分析の結果

変　数	回帰係数	標準誤差	t値	p値
切片	− 54.9	63.9	− 0.86	0.403
BMI	9.1	2.9	3.13	0.007
性別（女性）	10.7	8.6	1.24	0.231
運動習慣（なし）	− 7.0	7.1	− 1.00	0.335

なお，独立変数間の相関が強い場合，両方を回帰式に含めてしまうと，正確な回帰係数の推定が困難となる。これを**多重共線性**という。

2）質的変数に対するロジスティック回帰分析

保健医療分野では，結果変数が，検査値などの連続量ではなく，疾病の有無などの名義変数となることが多い。この場合，通常の線形回帰の前提をデータが満たさない。名義変数に対する回帰分析には，**ロジスティック回帰分析**を用いる。

column

ロジスティック回帰分析の回帰式

ロジスティック回帰分析の従属変数は，名義変数をロジット変換した値である。**ロジット変換**とは，疾病を有する割合pと有さない割合$1-p$の比（オッズ）の対数をとることであり，この値を対数オッズ$\log(p/(1-p))$という。回帰式は $\log(p/(1-p)) = a + b_1X_1 + b_2X_2 + \cdots + b_nX_n$ となる。

割合pは最小0，最大1の有限な範囲となるが，ロジットの範囲は無限であるため，回帰分析の前提が満たされる。要因Xを二値（有無）とすると，回帰係数の指数exp（b）は，ある群（$X = 0$）に対する別の群（$X = 1$）のオッズ比を意味する。

なお，線形回帰分析，ロジスティック回帰分析の違いは，従属変数が従う確率分布である。その他にも，ポアソン分布などがあり，これらは，現在すべて合わせて**一般化線形モデル**として扱われる。

この分析は，名義変数（疾病）の割合p（をロジット変換した値）を従属変数とした回帰モデルである。独立変数については通常の回帰分析と同様であり，複数の変数を投入することもできる（多重ロジスティック回帰分析）。ロジスティック回帰分析の特徴は，回帰係数を指数変換することにより，オッズ比（と 95%信頼区間）が求められることであり，関連の強さを臨床的に解釈しやすくなる。

問題10-3：ロジスティック回帰分析を使った研究

表10-9は，在宅療養中に発生した褥瘡（じょくそう）（床ずれ）保有の要因を調べた症例対照研究の結果である。褥瘡非保有群に対する褥瘡保有群の各要因ありオッズ比を求めるために，ロジスティック回帰分析を行った。その結果，オッズ比（OR）の 95%信頼区間に 1 が含まれなかった（有意にオッズ比が 1 より高い）のは，低栄養（OR 2.29），ベッド上不動（OR 1.91），皮膚湿潤（OR 1.66）であり，これらが在宅での褥瘡保有の要因であったと考えられる。

表10-9　ロジスティック回帰分析の結果

要　因	在宅褥瘡保有	
	オッズ比	95%信頼区間
性別（女性）	0.95	0.63-1.44
低栄養	2.29	1.53-3.44
ベッド上不動	1.91	1.14-3.22
いす上不動	1.18	0.76-1.83
骨突出	1.43	0.95-2.16
関節拘縮	1.18	0.72-1.93
皮膚湿潤	1.66	1.08-2.53
浮腫	1.28	0.86-1.91

出典）Iizaka S., et al.：Clin Nutr, 29, pp.47-53, 2010. より一部改変

3）時間データに対する分析

医療では，疾病や退院，死亡といったイベントが発生するまでの時間を分析対象とすることがある。このデータには，生存時間解析とよばれる一連の手法が用いられる。まず，群間のイベント発生の経時的変化の違いをカプランマイヤー曲線で示し，ログランク検定にて比較する（詳細省略）。

このデータに対する回帰分析は，Cox回帰分析（比例ハザードモデルともいわれる）

が代表的である。この分析の従属変数は，疾病のごく短時間での発生確率（ハザード$h(t)$という）である。

$$h(t) = h_0(t) \times \exp(b_1X_1 + b_2X_2 + \cdots\cdots + b_nX_n)$$

要因の関連性は第２項expの中のbに表される。この回帰係数bの指数は，群間のハザード比を表す。解釈の仕方は，ロジスティック回帰分析のオッズ比と同じである。イベントの発生日を同定できる研究ではCox回帰分析が，同定できない場合（ある一定期間中に発生したかどうか）にはロジスティック回帰分析が用いられる。

なお，この式では，回帰係数は時間に依存せず，常にハザード比が一定であること（比例ハザード性）を前提としている。なお，$h_0(t)$は，ベースラインハザード関数とよばれ，全変数Xが０のときのハザードである。

4）高度な回帰分析

近年では，より複雑なデータ構造に合わせて拡張した回帰分析手法が統計ソフト上で簡単に実施できるようになっている。例えば，１人の対象者を時系列に複数回調査するデータや，病院や地域を調査単位とし，その中の患者や住民を二段階で調査するデータがある。このようなデータに適用できる高度な手法として，混合効果モデル（マルチレベル分析）がある。

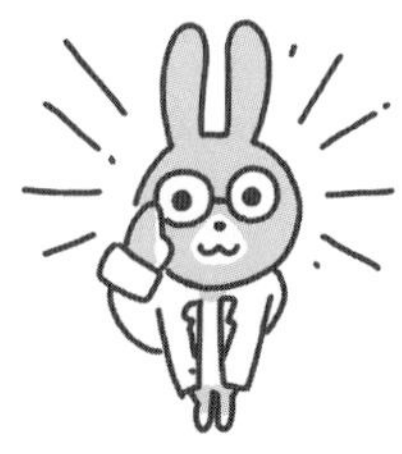

索　引

〔編著者〕　（執筆分担）

緒方裕光（おがた ひろみつ）　女子栄養大学疫学・生物統計学研究室　教授　序章，第1章，第2章

〔執筆者〕（執筆順）

清原康介（きよはら こうすけ）　大妻女子大学家政学部　准教授　第3章，第4章，第5章

小西香苗（こにし かなえ）　昭和女子大学食健康科学部　准教授　第6章，第7章，第8章

飯坂真司（いいざか しんじ）　淑徳大学看護栄養学部　准教授　第9章，第10章

疫学・健康統計学

2021年（令和3年）4月20日　初版発行
2023年（令和5年）1月20日　第2刷発行

編著者　緒方裕光
発行者　筑紫和男
発行所　株式会社 建帛社 KENPAKUSHA

〒112-0011　東京都文京区千石4丁目2番15号
TEL（03）3944－2611
FAX（03）3946－4377
https://www.kenpakusha.co.jp/

ISBN 978-4-7679-0688-1　C3047　壮光舎印刷／愛千製本所

（定価はカバーに表示してあります）